Sana
tu pasado
para
manifestar
tu futuro

DRA. ANNA KRESS

Sana tu pasado para manifestar tu futuro

Cómo superar el trauma, reprogramar
tu mente y abrirte a las posibilidades de la vida

Traducción de Marta Escartín Labarta

AGUILAR

Papel certificado por el Forest Stewardship Council®

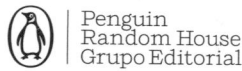

Nota del editor

Esta obra pretende proporcionar información precisa y autorizada con respecto al tema tratado. Se comercializa con el entendimiento de que la editorial no se dedica a la prestación de servicios psicológicos, financieros, legales u otros servicios profesionales. Si se necesita asistencia o asesoramiento experto, se deben buscar los servicios de un profesional competente.

Título original: *Heal Your Past to Manifest Your Future*

Primera edición: abril de 2026

© 2024, Anna Kress
Publicado por acuerdo con New Harbinger Publications Inc.,
representado por International Editors & Yáñez Co' S. L.
© 2025, Penguin Random House Grupo Editorial, S A. de C. V.
Blvd. Miguel de Cervantes Saavedra núm. 301, 1er piso,
colonia Granada, alcaldía Miguel Hidalgo, C. P. 11520 Ciudad de México
© 2026, Penguin Random House Grupo Editorial, S. A. U.
Travessera de Gràcia, 47-49. 08021 Barcelona
© 2024, Marta Escartín, por la traducción
"Moverse entre el estrés y el apoyo" es un ejercicio adaptado de "Step 3. Pendulation and Containment: The Innate Power of Rhythm," de *In an Unspoken Voice: How the Body Releases Trauma and Restores Goodness* de Peter A. Levine, publicado por North Atlantic Books. Copyright © 2010, Peter A. Levine.
Utilizado con permiso del editor.
"Ve en busca de destellos" es un ejercicio adaptado de *Polyvagal Exercises for Safety and Connection: 50 Client-Centered Practices* de Deb Dana. Copyright © 2020, Deborah A. Dana.
Utilizado con permiso de W. W. Norton & Company, Inc.

Printed in Spain – Impreso en España

ISBN: 978-84-03-52623-5
Depósito legal: B-2.502-2026

Impreso en Huertas Industrias Gráficas, S. A.
Fuenlabrada (Madrid)

AG 26235

Para tu niño interior:
para que se sienta lo suficientemente seguro
como para soñar a lo grande y vivir con más intensidad

Índice

Introducción

El dilema es que el trauma
no resuelto nos fuerza a repetir
nuestras acciones pasadas.
No se nos ocurrirán fácilmente
posibilidades nuevas y creativas.
DOCTOR PETER A. LEVINE, *Curar el trauma*

Quizá has elegido este libro porque has escuchado hablar de la manifestación y te preguntas si realmente es posible hacer realidad tus sueños y deseos. Si has tenido un pasado complicado o traumático, puede que te cueste aceptar esta idea. Después de todo, es difícil creer que puedes influir de forma positiva en tu realidad cuando has tenido experiencias dolorosas y desalentadoras. Incluso puede que, para empezar, te preguntes por qué te ocurrieron cosas malas. Como psicóloga, mi papel es decirte que no ocasionamos ni atraemos nuestros traumas. El trauma es devastador y no es nuestra culpa. No podemos elegir nuestro pasado. Sin embargo, sí tenemos la capacidad de liberarnos del dolor emocional que hemos estado cargando y de cambiar nuestro futuro. Ahí es donde entra la manifestación.

Yo la descubrí cuando era una adolescente que vivía en la pobreza de un barrio complicado. De niña, a principios de la década de los ochenta, mi padre luchó para conseguir instaurar la democracia en Polonia como activista del movimiento Solidaridad. Acabaron arrestándolo y lo retuvieron como prisionero político. Unos años después lo liberaron y buscamos asilo en un campo de refugiados en Alemania. Cuando yo tenía siete años, nos mudamos a Estados Unidos como refugiados políticos. Tuve que aprender el idioma rápidamente y adaptarme a la dura realidad de la vida en los barrios pobres de la ciudad. Decir que fue demasiado sería quedarme corta.

Cuando llegué a la adolescencia, sentía que no había esperanza y estaba cansada de vivir en modo supervivencia, preguntándome cuándo podría salir a la superficie a respirar. Fue entonces cuando una de mis amigas se mudó a una próspera e idílica zona residencial a las afueras de la ciudad y empecé a visitarla los fines de semana. No podía creer lo distinta que era su nueva realidad. Prácticamente no había delitos, no pasaba nada y, por supuesto, no todo era pavimento. Hasta entonces, pensaba que las calles llenas de árboles y con vallas blancas solo existían en las películas. Las diferencias entre su entorno y el mío no podían ser más obvias. Ella tenía áreas verdes, colegios con recursos, seguridad y oportunidades. Y lo más importante: había una pequeña librería de segunda mano. Allí fue donde me enamoré de los libros de crecimiento personal y descubrí la manifestación.

Averiguar que podía establecer objetivos y trabajar para manifestarlos me otorgó una sensación de control. La nueva vida de mi amiga me mostró que era posible, y las enseñanzas y prácticas de la manifestación me ofrecieron un camino para llegar a ello. Me percaté de que, cuando al fin se nos da la posibilidad de experimentar autonomía, podemos ser optimistas y resilientes incluso antes de que nuestra situación cambie. Las imágenes positivas del futuro pueden hacernos avanzar. Esto fue reconfortante y embriagador al mismo tiempo. Cada día establecía intenciones, visualizaba, escribía afirmaciones y guiones, meditaba, trabajaba en mi actitud mental y emprendía acciones colmadas de inspiración. Parecía un atajo secreto y deshonesto para lograr la vida que deseaba. Era sencillo y divertido, y funcionó. Mi vida comenzó a cambiar milagrosamente. Empezaron a aparecer coincidencias y oportunidades. La vida se volvió más sencilla. Por lo general, las cosas me salían bien. Los objetivos que visualizaba solían cumplirse. La gente me respondía de forma distinta. Por ello, durante años me subí al carro de la manifestación.

No obstante, todo lo que sube tiene que bajar. Fue durante mi etapa como investigadora posdoctoral en la Universidad de Princeton cuando comencé a luchar con las creencias y prácticas de la manifestación. Tras años de estudiar la espiritualidad en mujeres con problemas de fertilidad para mi investigación de tesis doctoral, resultó que yo misma me encontraba en esa misma situación. Abordar la confianza en el universo era una cosa, pero ponerla a prueba tan poco tiempo después parecía una broma cósmica cruel.

Me sentía perdida, y la manifestación —tal como yo la entendía— me resultaba dolorosísima y fuera de mi alcance. Pensar de forma positiva se volvió imposible cuando mi actitud mental cuidadosamente elaborada empezó a desmoronarse y a mi sistema nervioso ya no le parecía bien eso de sentarme a visualizar. Entonces me di cuenta de que necesitaba un método más sólido para manifestar, uno que integrara la psicología y pudiera ayudarme a superar mi bloqueo emocional.

En este libro te compartiré algunas de mis propias debilidades con respecto a la manifestación —principalmente relacionadas con tratar de forzar las cosas por los motivos incorrectos— y la forma en la que logré desarrollar la actitud abierta, relajada y llena de confianza que tengo hoy. Te guiaré a lo largo de un proceso de tres pasos que he utilizado en mí misma y en mis clientes para desbloquear emociones y comenzar a manifestar con éxito… aunque hayas sufrido algún trauma.

Comprender el trauma

Los bloqueos emocionales surgen por emociones no procesadas (o atrapadas) que nos mantienen estancados y evitan que hagamos o tengamos aquello que realmente deseamos en la vida. Podemos tratar de anularlos con fuerza de voluntad, esquivarlos con la espiritualidad o superarlos. Sin embargo, si queremos cambiar las cosas en un plano más profundo, tendremos que enfrentarnos a ellos. A lo largo de mis años como terapeuta especializada en trauma, mi actitud hacia la manifestación se ha ido suavizando y agudizando a la vez. Descubrí que superar los bloqueos emocionales que interfieren en la manifestación puede ser un proceso seguro y amable cuando se considera el trauma. Al curar y liberar las emociones estancadas, podemos comenzar a confiar en la manifestación y abrirnos a nuevas posibilidades. En ese camino, también puse a prueba algunas creencias y prácticas perjudiciales y me propuse abogar por un enfoque con responsabilidad psicológica que tuviera en cuenta la salud mental, la diversidad y el trauma.

El trauma está causado por acontecimientos dolorosos que superan nuestra capacidad para afrontarlos, perturban nuestro funcionamiento y suelen tener consecuencias negativas a largo plazo para la salud física y mental. Existen distintas formas de trauma, y todas ellas pueden influir en nuestras creencias sobre si es posible o seguro visualizar lo que deseamos.

La forma más conocida de trauma es el trastorno por estrés postraumático (TEPT). Al TEPT a veces se le denomina *shock* traumático, porque hace referencia a la presencia de síntomas tras haber sufrido un acontecimiento aterrador o abrumador, como un acto de violencia, un accidente de coche, un desastre natural o una muerte.

El trastorno por estrés postraumático complejo (TEPT complejo), también llamado trauma complejo, es una forma de trauma igualmente grave con la que puede que no estés tan familiarizado. Esta hace referencia a la presencia de síntomas tras haber experimentado un trauma prolongado y recurrente. El TEPT complejo suele originarse en traumas y estrés crónico durante la infancia. Por ejemplo, cuando los menores se enfrentan a situaciones adversas.

La investigación pionera sobre los efectos negativos en la salud física y mental por experiencias adversas en la infancia (EAI)[1] ha identificado diez de ellas:

1. Maltrato emocional
2. Maltrato físico
3. Abuso sexual
4. Negligencia emocional
5. Negligencia física
6. Pérdida de los progenitores (por separación, divorcio o fallecimiento)
7. Violencia doméstica
8. Familiar con adicciones
9. Familiar con enfermedad mental
10. Familiar en prisión

Además de las categorías de las EAI, los terapeutas han evaluado el impacto de muchos otros eventos traumáticos; por ejemplo, el hecho de que uno de los progenitores sufra TEPT o TEPT complejo, que la madre haya padecido depresión posparto, la carencia de seguridad emocional en la familia, la falta de respeto de los límites por parte de los familiares, haber tenido que competir con los hermanos por una atención limitada de los padres, haber crecido en un ambiente de pobreza extrema, haber sufrido lesiones graves o sido testigo de violencia, discriminación o acoso recurrentes, rechazo crónico, vergüenza o desprecio y haber vivido con cuidadores con características de trastorno límite de la personalidad o narcisista.[2]

Cuando el trauma complejo surge en la infancia, también se le suele llamar "trauma del desarrollo". Si nuestros cuidadores no son capaces de cubrir nuestras necesidades de sentirnos considerados, seguros y reconfortados, podemos desarrollar un estilo de apego inseguro, al cual a veces se le conoce como "trauma de apego". De igual forma, el trauma complejo puede ocurrir en la edad adulta tras vivir, de manera recurrente, experiencias estresantes, tales como violencia doméstica, cautiverio prolongado, trauma de los refugiados o racismo sistémico.[3] El trauma complejo que se transmite de generación en generación se denomina "trauma intergeneracional", "trauma heredado" o "cargas del legado". Se dice que las personas que sanan y forjan un nuevo camino que pone fin a esto son quienes rompen los ciclos.

Existe otro tipo de trauma del que me gustaría hablar, ya que puede ocurrir dentro de las comunidades que practican la manifestación: el trauma religioso. Desafortunadamente, hay algunos maestros espirituales con gran carisma que embaucan a los recién llegados, a los que pillan desprevenidos, y los adoctrinan para que se adhieran a unos sistemas de creencias dañinos. Aunque el abuso espiritual y los cultos superan el alcance de este libro, en el capítulo 9 expondré algunas señales de alerta que deben considerarse para evaluar si una creencia, práctica o un maestro de cualquier manifestación espiritual son perjudiciales.

Además de ayudarte a identificar el abuso espiritual, gracias a este libro podrás entender la manifestación en relación con el trauma al reconocer que las condiciones sociales lo perpetúan y bloquean el acceso a recursos y oportunidades. La opresión es omnipresente y adopta muchas formas. Tener privilegios no debe confundirse ni presentarse como la capacidad de manifestar, así como la marginación y la falta de privilegios no son indicadores de lo contrario. Culpar a las personas de las circunstancias injustas que viven es abusivo y retraumatizante. Para estar informados sobre el trauma, tenemos que hablar intencionadamente de él y ser sensibles al impacto que puede tener.

Por ejemplo, aunque algunos terapeutas especializados en trauma siguen haciendo la distinción entre el "Trauma" con mayúscula y el trauma con minúscula, esto puede conducir a un error. Las experiencias adversas, antes denominadas traumas con "t" minúscula, como sentirse incomprendido de forma crónica o como si nunca pudiéramos estar a la altura de las expectativas de unos padres narcisistas, pueden ser tan perjudiciales para nuestro funcionamiento y nuestra neurobiología como el trauma que pone en peligro nuestra vida. La exposición repetida a la angustia emocional puede parecer imposible de gestionar, sobre todo si no disponemos de alguien que nos apoye y nos ayude a regular nuestro sistema nervioso y amortiguar el estrés. La expresión "morir poco a poco" se refiere al hecho de que las heridas constantes pueden irse acumulando. Cuanto más desregulados e indefensos nos sintamos en determinada situación, más probable será que la experimentemos como un trauma. La realidad es que el trauma no depende del evento, sino de nuestra respuesta interna y los efectos negativos a largo plazo en el cuerpo y la mente. Muchas personas que han padecido lo que antiguamente se conocía como trauma con "t" minúscula tienen síntomas que no comprenden y, en consecuencia, se culpan por ello. No se identifican como supervivientes de un trauma y no se sienten con el derecho a buscar ayuda. Es vital aceptar que no debemos juzgar qué traumas son relevantes y merecen nuestra atención, porque lo que de verdad importa es la forma en la que estos nos afectan.

Cómo podría estar afectándote el trauma

A pesar de sus diferencias, todos los traumas tienen características básicas en común. La pionera experta en trauma, la doctora Janina Fisher, las denomina "el legado vivo del trauma".[4] Como el estrés provocado por las experiencias traumáticas desactiva las áreas relacionadas con la memoria verbal en el cerebro, es posible que solo recordemos fragmentos del suceso o no nos demos cuenta de que nuestro cuerpo está recordando cuando tenemos una fuerte reacción emocional o física ante un detonante. En lugar de una narrativa coherente de los eventos traumáticos, la experiencia suele aparecer de las formas en las que nuestro cuerpo y mente se adaptaron para gestionar el estrés. Piensa en las siguientes dificultades identificadas por Fisher.[5] ¿Cuáles podrían estar apareciendo en tu vida como resultado de un trauma?

- Hipervigilancia y desconfianza.
- Pérdida de las perspectivas de futuro y desesperación.
- Vergüenza y sensación de inutilidad.
- Sobrecarga emocional.
- Ataques de pánico y ansiedad.
- Depresión.
- Entumecimiento.
- Irritabilidad.

- Insomnio y pesadillas.
- *Flashbacks* (incluidos los *flashbacks* emocionales, que son regresiones repentinas y abrumadoras a un estado emocional traumatizado).
- Pocos o ningún recuerdo.
- Pérdida de interés.
- Problemas de concentración.
- Problemas de drogadicción o trastornos alimentarios.
- Dolor crónico, como dolores de cabeza.
- No sentirse real o como si se estuviera desconectado del cuerpo (disociación).
- Pérdida del sentido de "quién soy".
- Conductas autodestructivas.

Los traumas tienen un impacto duradero y pueden afectar a tu capacidad de imaginar y crear los resultados positivos que quieres lograr en la vida. En *El cuerpo lleva la cuenta: cerebro, mente y cuerpo en la superación del trauma*, el doctor Bessel van der Kolk, experto en traumas, habla sobre un estudio en el que él y sus compañeros usaron un instrumento llamado "test de apercepción temática" (TAT) con menores que padecieron traumas.[6] En el TAT se enseñan imágenes relativamente benignas a los participantes y se les pide que describan lo que ven. Los menores con traumas solo vieron "escenarios desastrosos" en imágenes típicas de la vida cotidiana.[7] Sin embargo, Van der Kolk llegó a la conclusión de que los niños que no habían sufrido abusos "seguían confiando en un universo fundamentalmente benigno, es decir que podían imaginar formas de salir de situaciones adversas".[8]

En mi opinión, la manifestación puede ayudarte a imaginar resultados positivos y formas de salir de situaciones complicadas, pero solo si tu sistema nervioso y tus partes traumatizadas están dispuestos. Es un cambio que requiere sanar el trauma y modificar las prácticas y enseñanzas de manifestación para que sean sensibles a él. Este libro te mostrará cómo hacerlo con mi método de tres pasos: regular, reparentalizar y reconectar.

Cómo puede ayudarte este libro

Te sugiero que leas este libro en el orden propuesto, porque cada capítulo se basa en el anterior. Primero, nuestro cuerpo necesita sentirse a salvo; después, nuestro niño interior busca experimentar seguridad; así, por último, podremos comenzar a visualizar nuevas posibilidades por medio de la manifestación. Es una progresión natural que va desde sobrevivir hasta encontrar seguridad para entonces prosperar.

En la primera parte del libro te enseñaré a regular tus emociones y tu sistema nervioso para que eso te ayude a manifestar. En los capítulos intermedios, abordaré el tema de la reparentalización de nuestras heridas más profundas mediante una revolucionaria terapia contra el trauma llamada "sistemas de la familia interna" (IFS, por sus siglas en inglés). También utilizaremos los IFS para trabajar con las zonas protectoras de la personalidad que se oponen a nuestros objetivos y nos mantienen estancados. De igual forma, veremos cómo sanar tu estilo de apego, en particular aquel que estableces con el universo, para que confiar en el proceso de manifestación sea más sencillo. En el último tercio del libro, compartiré prácticas de manifestación que pueden ayudarte a reconfigurar los sentimientos que has asociado a tus objetivos y a aumentar tu capacidad de creer en nuevas posibilidades.

Aprenderás algunas de mis técnicas exclusivas, incluida la que me permitió quedarme embarazada. Asimismo, está disponible una página web en inglés para este libro, http://www.newharbinger.com/53042, donde podrás encontrar herramientas y recursos gratuitos que te ayudarán en el camino.

Te invito a que pienses en la manifestación como una vía de apoyo para prosperar. Yo creo en ello, pero solo si las enseñanzas y prácticas consideran la salud mental. Por lo general, la tendencia en la manifestación es centrarse en una versión extrema de la positividad a toda costa, incluso si es a expensas de la compasión por nosotros mismos o los demás. Sin embargo, esos métodos pueden mantenernos atrapados en la vergüenza tóxica cuando experimentemos cualquier dificultad o no podamos alcanzar los resultados que esperamos. Espero que esta perspectiva vaya cambiando conforme construyamos una cultura más informada sobre el trauma; de hecho, a veces creo que ya existe una revolución silenciosa en marcha.

Por ahora, mi esperanza es que este libro sea una guía amena para ti, querido lector. Sé que, cuando empieces a liberar el dolor que has llevado cargando, podrás soltar el pasado y escuchar lo que quiere surgir. La expansión y la posibilidad se vuelven inevitables. Por último, sé que manifestar no debería estar reservado para los pocos privilegiados que ya han probado el éxito y pueden tener pensamientos positivos a cualquier hora del día. Estas prácticas y enseñanzas deberían ser inclusivas, y cualquier persona marginada o traumatizada debería poder usarlas sin miedo a que se les culpe por las circunstancias injustas o desafortunadas por las que pasan.

Me gustaría que llegaras a conocer, sin riesgos, sentimientos y partes de ti mismo que antes estaban aislados. Quiero que veas que dentro de ti vive un *yo* eterno muy sereno que puede contener tus emociones con ternura y así transformarlas. Deseo mostrarte lo que es posible cuando te inclinas hacia la autocompasión y la autoconfianza. Sé de lo que eres capaz porque creo en ti, y espero que pronto tú también lo hagas.

Sea lo que sea por lo que hayas pasado, las prácticas que respetan el trauma pueden ayudarte a convertir el dolor en posibilidad para así manifestar un futuro positivo.

Capítulo 1

Deshazte de la positividad tóxica para aceptarte a ti mismo y a tus emociones

> Para lograr una positividad
> sana, debes dar cabida tanto
> a la realidad como a la esperanza.
> WHITNEY GOODMAN, *Positividad tóxica*

Posiblemente, tu historia se parece a la de Christine. La primera vez que escuchó hablar de la manifestación fue gracias a las redes sociales de una conocida *coach* motivacional. Tenía muchos seguidores y publicaba testimonios de clientes que habían manifestado abundancia, romance, salud y éxito laboral utilizando sus métodos. Christine estaba ansiosa por probar esas técnicas para manifestar una relación amorosa. Durante años, había seguido el patrón de salir con hombres inmaduros que solo querían estar en una "relación casual". Tenía 34 años y estaba lista para empezar una familia. Christine, que anhelaba una pareja consciente y comprometida, estaba dispuesta a hacer lo que hiciera falta. Aprendió sobre la ley de la atracción —la idea de que la energía con determinada vibración atrae energías similares— y trató de evitar cualquier emoción o pensamiento negativo que pudiera atraer circunstancias dolorosas en sus citas.

También se inscribió a la clase magistral de la *coach* e hizo todos los ejercicios a pesar de que aumentaban considerablemente su ansiedad. Intentar suprimir su flujo constante de pensamientos negativos y sustituirlos por otros positivos no solo era desalentador, sino que la hacía sentir hipervigilante y aterrorizada. Tenía muchos pensamientos de inquietud, duda y desesperanza. ¿Y si dejaba pasar demasiados? ¿Se le escaparía también su sueño? Siempre que la *coach* le decía que cerrara los ojos y visualizara el tipo de relación que deseaba, sentía cómo se le aceleraba el corazón. Quería hacer un buen trabajo, pero había algo en eso de quedarse sentada sin moverse y mirar en su interior que la hacía sentir insegura. Al terminar la clase, Christine se sintió desanimada. No veía ningún resultado. Cuando le preguntó a la *coach* por qué sentía aún más ansiedad y no estaba manifestando lo que anhelaba, ella le dijo que era una señal de falta de positividad. Christine, deseosa por complacer, aceptó la explicación. Siguió intentando mejorar su actitud mental…, sin ningún resultado durante los tres años siguientes. Cuando acudió conmigo a terapia, se sentía más ansiosa y deprimida que antes de descubrir la técnica de manifestación.

Como Christine, es posible que te hayas topado con enseñanzas y prácticas de manifestación y te hayas preguntado si funcionarían en tu caso. La buena noticia es que sí. Dichas enseñanzas pueden expandir el espectro de lo que consideras posible y proporcionarte herramientas poderosas y emocionantes para lograr los objetivos que, hasta ahora, sentías fuera de tu alcance. Sin embargo, si tienes antecedentes de traumas o síntomas de problemas de salud mental, podrías pensar que manifestar no es para ti. Después de todo, el principal mensaje que subyace tras las enseñanzas de manifestación es que la positividad es esencial para atraer lo que quieres de manera exitosa, de modo que debes cultivar emociones, creencias, expectativas o pensamientos positivos.

El problema con darle demasiada importancia a la positividad es que, para alguien con antecedentes de traumas o trastornos del estado de ánimo, ser positivo no es solo un asunto de voluntad o decisión. Lidiar con los pensamientos, las creencias y las emociones puede ser todo un reto. Los síntomas no son pasajeros, sino constantes y angustiosos. Los estados emocionales negativos perduran y hacen que sea extremadamente difícil experimentar sentimientos o pensamientos positivos. Además, los síntomas suelen consistir en creencias o expectativas negativas persistentes y exageradas. Estas pueden ser sobre nosotros mismos, otras personas e incluso sobre el mundo. A pesar de todas nuestras intenciones y deseos positivos, podemos creer que no valemos nada, que no se puede confiar en nadie y que el mundo es inseguro.

Uno no se recupera de un trauma o de un trastorno del estado de ánimo simplemente sustituyendo los pensamientos, emociones, creencias y expectativas negativos —que son persistentes— con otros positivos. A diferencia de los pensamientos autocríticos y los estados de ánimo depresivos ocasionales, los síntomas de trauma y trastorno del estado de ánimo son intrusivos, involuntarios y no deseados. Por tanto, no responden a soluciones superficiales ofrecidas por *coaches* motivacionales como aquella a la que siguió Christine.

Cuando te adentras en las enseñanzas y prácticas populares de manifestación, a menudo escuchas que la felicidad y los pensamientos positivos son una elección. Aunque este mensaje puede tener una buena intención, es un ejemplo de positividad tóxica, porque en él subyace la idea de que debemos tener una mentalidad positiva en lugar de validar o experimentar dolor emocional. Aunque la positividad ante la adversidad a veces es útil, intentar ser positivo de forma excesiva o sobregeneralizada no es una estrategia eficaz para aliviar nuestro sufrimiento. A pesar de que sea bienintencionada, la positividad tóxica puede intensificar las emociones dolorosas y exacerbar los síntomas en lugar de sanarlos.

Estos son algunos ejemplos de positividad tóxica. Algunas son frases que probablemente ya hayas escuchado (e incluso dicho para apoyar a tus seres queridos). Otras son creencias que puedes haber interiorizado.

- Solo buenas energías.
- Míralo por el lado bueno.
- Deberías practicar la gratitud.
- Otros están peor.
- Piensa solo en cosas positivas.
- No te preocupes, sé feliz (o su versión en inglés, *don't worry, be happy*).
- Deberías perdonar a quienes te hicieron daño.
- Elige pensamientos que te hagan sentir mejor.
- Para atraer lo que quieres, tienes que sentirte mejor.

Una positividad sana favorece tanto la sanación como la manifestación. Sin embargo, la positividad tóxica que se expresa en estas afirmaciones no nos hace sentir mejor. De hecho, hace que nos queramos aislar, porque no estar a la altura de esta versión idealizada de la felicidad nos avergüenza. De acuerdo con la terapeuta Whitney Goodman, autora de *Positividad tóxica: felicidad real en un mundo obsesionado con las #goodvibes*, este comportamiento nos hace sentirnos unos fracasados.[1] Por el contrario, la positividad sana es genuina y no niega la existencia de una serie de emociones. Las investigaciones lo corroboran, pues muestran que darle una importancia excesiva a la felicidad y a las emociones agradables puede provocar que nos obsesionemos con los fracasos y las emociones dañinas, ocasionando a su vez más estrés a largo plazo.[2]

Encuentra la diferencia

Este ejercicio consiste en encontrar la diferencia entre la positividad tóxica y la positividad sana. En cada afirmación, indica si se trata de un ejemplo de alguien que está experimentando la primera o la segunda. Considera que una nos hace sentir peor y la otra tiene el potencial de hacernos sentir mejor. Tras las afirmaciones, comparto las respuestas y su explicación correspondiente.

1. Tengo que escribir en mi diario de gratitud tres veces al día, porque, si no, no tendré éxito.
2. Ahora mismo siento ansiedad, pero puedo ser comprensivo conmigo mismo y usar herramientas de autocuidado para sentirme mejor.
3. Nunca manifestaré lo que quiero si sigo permitiéndome tener pensamientos negativos.
4. Me han dado malas noticias y es comprensible que me sienta decepcionado. Llamaré a mi hermana, porque es buena escuchando.
5. Si no me siento feliz todo el tiempo, bloquearé mis bendiciones.
6. Esta vez no ha funcionado, y tengo que recuperarme. Pasaré algún tiempo sanando y luego volveré a intentarlo. Sé que puedo hacerlo.

7. Si solo me centro en cosas que me gustan y que valoro, mis problemas desaparecerán.

Las afirmaciones 1, 3, 5 y 7 son ejemplos de positividad tóxica. En la 1, la gratitud se vuelve una práctica colmada de presión y culpa. En la 3, se aplica una norma poco realista a los pensamientos negativos. Todos los tenemos, pero tratar de suprimirlos no es una estrategia eficaz (más adelante, en este capítulo, hablaremos de estrategias que sí son eficaces para gestionar los pensamientos y los sentimientos). En la 5 prevalece un deseo poco realista de experimentar solo emociones positivas y un aumento de la ansiedad respecto a las emociones naturales debido a la creencia de que alejan las bendiciones. Y, en la 7, la idea de que podemos resolver todos nuestros problemas concentrándonos únicamente en cosas positivas es tóxica, porque el rechazo puede tener consecuencias reales (como cuando un problema médico empeora sin la atención y los cuidados adecuados).

Sin embargo, las afirmaciones 2, 4 y 6 reconocen los sentimientos con compasión y demuestran que, aunque no siempre es posible elegir la felicidad, podemos involucrarnos de forma deliberada en prácticas que favorezcan nuestro bienestar y resiliencia emocionales.

Lograr reconocer la positividad tóxica y alejarte de ella para fomentar una positividad sana puede suponer un gran alivio. Sin embargo, quiero advertirte de que no todo el mundo que enseña manifestación o la practica cree que la positividad pueda resultar perjudicial en algunas ocasiones. Es posible que intenten difundir un discurso relacionado con la actitud mental o conceptos espirituales que no consideren los traumas. En lugar de ayudarte, harán que te cuestiones o te culpes. En este caso, los límites estrictos serán una gran herramienta. Puedes alejarte de enseñanzas o prácticas que no tengan en cuenta los traumas y que, en última instancia, te resten poder, aunque parezcan populares o provengan de un maestro o *coach* con mucho carisma.

Desmontando mitos sobre la manifestación: "Tienes que ser positivo, pase lo que pase"

Analicemos detenidamente tres mitos sobre la manifestación que surgen de la positividad tóxica. Esto te ayudará a reconocer ideas que podrían tener un impacto negativo en tu salud mental.

Mito. Si quieres manifestar tus deseos, solo tienes que decidir ser feliz.

Perspectiva que reconoce el trauma. La idea de que "la felicidad es una elección" es un ejemplo capacitista de la positividad tóxica, que perpetúa el estigma que rodea la salud mental. El bienestar emocional es mucho más complejo y no se alcanza de forma sostenible mediante la fuerza de voluntad. Sin embargo, sí podemos optimizar nuestro autocuidado, aceptar los contratiempos, buscar ayuda profesional cuando sea necesario y usar herramientas eficaces y probadas para así progresar y sentirnos mejor.

Mito. Si la ley de la atracción dice que atraes todo lo que te llega, entonces tú has atraído a tu trauma.

Perspectiva que reconoce el trauma. Una creencia espiritual no puede explicarlo todo. Existen muchas otras creencias espirituales (incluso muchas otras leyes del universo) circulando por ahí que tratan de esclarecer por qué le ocurren cosas a la gente. Los traumas y las tragedias suceden sin importar la positividad. No limites tu espiritualidad a esta única creencia ni generalices y te culpes por tu trauma.

Mito. Como tus pensamientos crean cosas, debes pensar de forma positiva todo el tiempo.

Perspectiva que reconoce el trauma. No solo es imposible pensar de forma positiva siempre, sino que tratar de suprimir los pensamientos negativos se asocia a un aumento de los síntomas de problemas de salud mental.[3] Tal como exploraremos en este capítulo, lo realmente importante es establecer una relación positiva con tu proceso de pensamiento sin el miedo adicional de una consecuencia negativa. Además, manifestar no solo depende de tus pensamientos. Las estrategias de este libro no se basan en un pensamiento positivo rígido.

No tienes que ser perfecto

En muchos círculos de manifestación, existe la presión por mantener las emociones positivas a toda costa y fingir que la tarea es sencilla. Se exhorta a las personas a mostrar confianza y soltura al tiempo que se desaconseja expresar dudas y admitir dificultades. Mi primer gran encuentro con este tipo de presión fue en mi año como investigadora posdoctoral en la Universidad de Princeton. Todos los días me sentaba frente a estudiantes destacados con problemas de salud mental. Hasta ese momento, había hecho prácticas en centros de asesoría familiar y universitarios, clínicas y hospitales psiquiátricos, pero aquello era distinto. Mis clientes de psicoterapia en Princeton no solo tenían problemas de salud mental, sino que además tenían la presión de parecer felices. Después de todo, habían logrado algo casi imposible: asistir a una de las mejores universidades. Habían conseguido el billete dorado. No obstante, muchos de ellos ya estaban agotados cuando llegaron allí. En el bachillerato, todo el mundo les repetía que sus sacrificios merecerían la pena cuando entraran a la universidad. Sin embargo, para la mayoría, tratar de mantenerse al nivel de todo un campus lleno de estudiantes extremadamente competitivos era un choque cultural. El resultado era que enmascaraban los sentimientos dolorosos y escondían el trabajo duro.

Princeton no era la única institución de élite en la que los estudiantes experimentaban este fenómeno. La Universidad de Duke acuñó la expresión "perfección sin esfuerzo" para describir la presión por mostrar confianza y soltura, fueran cuales fueran sus verdaderos sentimientos y luchas. Muchas otras universidades tenían su propia versión, como el "rostro Penn" de la Universidad de Pennsylvania. Afortunadamente, los centros respondieron a la crisis nacional de salud mental en las universidades dándole prioridad a esta afección. Ahora tratan de crear una cultura en la que los estudiantes se sientan más cómodos hablando de sus problemas. Sin embargo, creo que los círculos de manifestación siguen lidiando con su propia versión de la perfección sin esfuerzo.

Es probable que te haya pasado algo así. En algunas situaciones de *coaching* grupal, esta presión crea un entorno competitivo. Tanto los *coaches* como los estudiantes sienten la presión de verse como un "buen manifestador" que tiene el poder de atraer todo lo que desea como resultado de su incesante positividad.

La vara de la felicidad está tan increíblemente alta que todo el mundo se queda corto y vive con miedo a ser descubierto. Quizá admitan que han tenido dificultades, pero enseguida contarán cómo consiguieron superarlas y dirán que son más felices que nunca. Lo irónico es que a menudo sacrifican la salud mental básica tratando de proyectar una imagen de salud mental ideal.

Aunque la cultura de la manifestación sigue promoviendo enmascarar las emociones y esconder las dificultades, la positividad sana no es perfecta y tú tampoco tienes que serlo. Christine deseaba poder recuperar los años que había pasado castigándose y volviendo una y otra vez con la misma *coach*. No sabía que existían herramientas de salud mental realmente eficaces que podían ayudarla a sentirse mejor. Su sanación se convirtió en un catalizador para manifestar la relación romántica que deseaba. Y lo que es más importante, se sorprendió al descubrir que la transformación que buscaba no le exigía una perfección sin esfuerzo ni presionarse para cambiar. Por el contrario, le pedía que fuera más amable y aceptara mejor las cosas.

El poder de la aceptación

Hubo un tiempo en el que cambiar los pensamientos y los sentimientos era el objetivo de muchos modelos de psicoterapia. Gracias a décadas de investigaciones sobre las técnicas basadas en el *mindfulness*, esa época ya ha sido superada. Ahora sabemos que tratar de suprimir y evitar los pensamientos y sentimientos negativos tiene un efecto rebote que los intensifica y los prolonga. En el campo de la investigación, esto se llama "evitación", y está asociada con el desarrollo y la persistencia de la ansiedad,[4]

32

la depresión,[5] el trastorno por consumo de sustancias,[6] el trastorno obsesivo-compulsivo[7] y el trastorno por estrés postraumático.[8] La perspectiva moderna plantea que es mucho más eficaz cambiar nuestra relación con los pensamientos y sentimientos que tratar de transformar aquellos que son negativos.

Cambiar tu relación con los pensamientos y sentimientos significa dejar de tratar de controlarlos, suprimirlos o luchar contra ellos. Más bien, los aceptarás como una experiencia propia, en lugar de identificarte con ellos. Esto es posible cuando te conviertes en un observador imparcial. Al serlo, no te creerás automáticamente tus pensamientos y sentimientos ni actuarás en consecuencia. Te interesarás por ellos y los dejarás ir y venir. Con la práctica, la aceptación te ayudará a regular tus sentimientos, lo que reducirá los síntomas de enfermedad mental.

Por desgracia, muchos *coaches* especializados en manifestación no están formados en salud mental y transmiten su falta de conocimientos a sus estudiantes, ya que les enseñan que deben suprimir las emociones y pensamientos negativos y sustituirlos por otros positivos. Para complicar aún más las cosas, también suelen recomendar el *mindfulness* —conciencia sin prejuicios y aceptación de la experiencia—, lo que contradice completamente la supresión y el cambio de pensamientos y emociones. Despejemos las dudas y analicemos cómo podemos aplicar la aceptación basada en el *mindfulness*.

Aceptar tus pensamientos

Todos tenemos un sesgo natural de negatividad que nos hace centrarnos en exceso en las amenazas potenciales e ignorar todo lo neutro y positivo para mantenernos a salvo. Es posible que, si has sufrido un trauma, te vuelvas hipervigilante e incluso veas lo neutro o positivo como un peligro latente. Tus pensamientos reflejan esta sensación. Si a esto le añadimos las creencias que hemos desarrollado a partir de experiencias traumáticas (como "Nunca me pasa nada bueno"), es comprensible que una historia traumática nos lleve a tener pensamientos negativos persistentes. No significa que seas una persona negativa. Al contrario, tu neurobiología está intentando protegerte. Es física e inconsciente y no puedes anularla con fuerza de voluntad y determinación. No obstante, es útil disponer de algunas herramientas para gestionar los pensamientos negativos del día a día.

Los siguientes ejercicios te ayudarán a desarrollar la capacidad de percatarte de tus pensamientos negativos y desprenderte de ellos. Son ejemplos de una técnica de terapia de aceptación y compromiso (ACT, por sus siglas en inglés) llamada "defusión". La defusión propone que, en lugar de fundirte con tus pensamientos, los observes desde la perspectiva de un testigo. Al relacionarte con tu pensamiento de esta manera, descubrirás que otorgas menos credibilidad a tus pensamientos negativos.

Hojas flotando en un arroyo

Esta meditación básica de *mindfulness* puede practicarse en cualquier momento para ayudarte a permitir que los pensamientos fluyan. Te invito a leer primero las instrucciones y ya luego decides si quieres darle una oportunidad. Suele hacerse con los ojos cerrados, pero, en una situación de trauma, también puedes mantenerlos abiertos (y quizá dejar la mirada fija tranquilamente en algún lugar de la habitación).

Imagina que estás sentado junto un arroyo y ves pasar tus pensamientos sobre unas hojas. Uno a uno, coloca cada pensamiento (o una imagen, si no te vienen palabras a la mente) sobre una hoja y deja que se aleje flotando y se pierda de vista. Algunos pensamientos serán recurrentes y aparecerán una y otra vez, y eso está bien. No trates de cambiarlos ni deshacerte de ellos. Deja que entren y salgan a su ritmo. Continúa con la meditación de tres a cinco minutos. Usa un cronómetro si crees que te será útil. Está bien (y es normal) si tu mente se distrae durante la meditación; solo procura que tu atención vuelva al arroyo sutilmente.

Haz este ejercicio con frecuencia para acostumbrarte a la idea de que tú no eres tus pensamientos; más bien, tú eres el observador de tu proceso de pensamiento. Cuanto más practiques, más fácil te resultará no fundirte con ellos. Puedes escuchar una grabación en inglés de esta meditación en la página web del libro, http://www.newharbinger.com/53042.

Etiqueta tus pensamientos como pensamientos

En lugar de detenerte en un pensamiento angustioso, observa tu mente y etiqueta lo que está ocurriendo. Por ejemplo, puedes darte cuenta de que estás teniendo pensamientos prejuiciosos o críticos. En lugar de decir: "No valgo nada", puedes decir: "Estoy teniendo el pensamiento de que no valgo nada". Como ya habrás notado, esta afirmación impacta de forma diferente. Se trata menos de ti y más de la manera en que tu mente funciona, juzgando y preocupándose cuando tu sistema nervioso está en modo supervivencia. Aquí tienes otras maneras de etiquetar los pensamientos mediante la descripción de lo que hace tu mente.

- Me doy cuenta de que estoy teniendo el pensamiento de

_____.

- Mi mente está teniendo un pensamiento

_____.

- Percibo que están surgiendo muchos pensamientos

_____.

- Qué interesante; mi mente está teniendo un pensamiento

_____.

- Estoy teniendo el pensamiento de

_____.

Una vez analizada la forma en que puedes practicar la aceptación consciente de tus pensamientos, vamos a explorar la de las emociones. Pero, antes de continuar, hablemos de una práctica de manifestación centrada en ellas que perjudica más de lo que beneficia.

Deja de clasificar las emociones: mejor siéntelas

Si ya has explorado diferentes enseñanzas sobre la manifestación, probablemente te has topado con escalas que clasifican las emociones en función de su supuesto nivel de vibración. El propósito de dichas escalas es mostrar por qué emociones vale la pena esforzarse y cuáles debemos evitar para lograr manifestar de manera exitosa. Por ejemplo, la paz y la alegría se consideran emociones magnéticas, de alta vibración; es decir, van al principio de la lista. Por el contrario, la pena y el miedo se consideran repelentes, de baja vibración, así que van en la parte inferior de la lista.

En tu camino hacia una manifestación eficaz, te animo a que ignores esta clase de consejos. No existen pruebas que demuestren que clasificar las emociones nos ayude de verdad a sentirnos mejor. Al contrario, promueve una relación poco saludable con ellas, basada en juicios, lo cual puede resultar contraproducente.

Estos son algunos aspectos sobre las emociones que debes considerar:

- Las investigaciones demuestran que tener un rango completo de emociones —llamado "emodiversidad"— es bueno, porque puede evitar que sientas demasiado una emoción o que esta dure mucho tiempo en tu interior.[9]
- Evadir las emociones negativas puede tener un efecto rebote, es decir, puedes terminar recibiendo más de lo que estás tratando de evitar.

Las emociones ofrecen información sobre lo que está ocurriendo en tu interior. A veces tienen un mensaje importante sobre algo que necesita tu atención en el presente. Otras veces, son una alarma que se activa una y otra vez, incluso cuando estás a salvo, para hacerte saber que hay una vieja herida que debes sanar. Cuando las ignoras o tratas de deshacerte de ellas, te pierdes su mensaje. Desafortunadamente, a la mayoría de nosotros no nos han enseñado a acercarnos a ellas de este modo. Hemos aprendido que no deberíamos sentirlas. Sin embargo, cuando las aceptas y respetas, estás en una mejor posición para aprender de ellas, regularlas y liberarlas.

Permiso para sentir

Tómate unos minutos para escribir un diario y reflexionar sobre tu experiencia con las emociones en tu infancia. Puedes saltarte alguna pregunta si te parece demasiado incómoda en estos momentos.

- ¿Qué opinaba tu familia sobre las emociones?
- ¿Qué emociones se permitían en tu casa?
- ¿Quién tenía permitido mostrar emociones y quién no? ¿Era una cuestión de género?
- ¿Cómo reaccionaban los demás cuando expresabas tus emociones? ¿Tu familia trataba de ayudarte a regularlas?
- ¿Cómo gestionaban las emociones en tu colegio?
- Si formabas parte de una comunidad espiritual o religiosa, ¿cómo hablaban allí de las emociones?
- ¿Qué aprendiste de las emociones en los medios de comunicación (incluidas las redes sociales) cuando eras pequeño?

Recibimos muchos mensajes sobre las emociones mientras crecemos, principalmente de la cultura popular, y estos suelen convertirse en creencias y juicios sobre qué emociones son aceptables. Para empeorarlo todo, los maestros de la manifestación pueden influir aún más en estas ideas al promover la positividad tóxica y la clasificación de sentimientos. No es ninguna sorpresa que muchos de nosotros desarrollemos prejuicios intensos hacia nuestras propias emociones, los cuales pueden aumentar nuestro sufrimiento.

Las emociones secundarias, que a veces se denominan "metaemociones", son lo que los psicólogos llaman "nuestros sentimientos sobre lo que sentimos". Una emoción primaria es la que surge en un primer momento; una emoción secundaria es la que llega a continuación. Por ejemplo, si estás triste porque la relación que quieres aún no se ha materializado, la tristeza es la emoción primaria. Si crees que esta es una sensación negativa que repelerá lo que estás tratando de manifestar, entonces es posible que el miedo sea tu emoción secundaria. Por lo tanto, además de la tristeza, estará el miedo, el cual tendrás que regular, procesar y liberar. Así de fácil es permitir que nuestros juicios y creencias sobre las emociones generen emociones aún más desafiantes.

Las emociones secundarias son el motivo por el cual es importante no juzgar las emociones en tu camino hacia la manifestación de tus sueños. Si te empeñas en intentar deshacerte de las que se consideran negativas, solo conseguirás tener emociones más difíciles de gestionar. En cambio, si aceptas tus emociones primarias como algo natural y normal, habrá una gran probabilidad de que las secundarias sean más agradables y puedas sentirte realmente mejor. Por ejemplo, si estás triste porque la relación romántica que deseas aún no se ha materializado, pero aceptas la tristeza como comprensible y digna de compasión, tu emoción secundaria podría ser la paz o el consuelo en lugar del miedo.

En otras palabras, nuestras emociones secundarias —nuestros sentimientos sobre lo que sentimos— pueden inclinar la balanza de nuestra emoción original hacia lo perjudicial o lo sanador. Incluso podríamos decir que tenemos una vibración más alta cuando practicamos la aceptación de nuestras emociones.

Pon nombre a tus emociones

Esta actividad te ayudará a aceptar tus emociones y regularlas para que parezcan menos amenazantes. Los terapeutas han creado modelos sobre formas saludables de relacionarse con las emociones teniendo en cuenta la manera en la que hablamos sobre ellas; así, será preferible calificarlas de "dolorosas" o "problemáticas" en vez de "negativas" siempre que sea posible. Los terapeutas también motivan a sus pacientes a poner nombre a sus emociones (tristeza, temor, alegría, irritabilidad). Esto se llama "etiquetado emocional", y una gran cantidad de investigaciones demuestran que nos ayuda a regular nuestros sentimientos porque desactiva la parte del cerebro que inicia una respuesta de estrés. Cuanto más específicos seamos, lo que se conoce como "granularidad emocional",[10] mejor. En palabras del doctor Daniel Siegel, si puedes nombrar un sentimiento, entonces podrás domarlo. Prueba con la siguiente actividad para nombrarlos cuando adviertas que alguno surge en tu interior:

- Observa y reconoce cualquier emoción que estés experimentando en este momento.
- Ponle nombre a la emoción (ansiedad, tristeza, irritabilidad, aburrimiento, frustración, etc.).
- Intenta ser un poco más específico (por ejemplo, en lugar de irritado, puedes darte cuenta de que en realidad estás sobrepasado).
- Asegúrate de expresar tu sentimiento como una experiencia y no como algo con lo que te identifiques ("Identifico en mí un sentimiento de ansiedad" o "Estoy experimentando ansiedad" en lugar de "Estoy ansioso").
- Trata de nombrar y describir tu emoción en voz alta para ver si es útil.

Una vez que les pongas nombre a tus emociones, será más fácil saber si es necesario calmarlas, regularlas o sanarlas. En capítulos posteriores, hablaremos de distintas formas de trabajar con ellas. De momento, empieza a acostumbrarte a ponerles nombre.

Ten en cuenta que aceptar tus emociones no significa necesariamente actuar en consecuencia. Si crees que debes hacerlo, asegúrate de que tu comportamiento concuerde con tus valores y que no esté motivado por un impulso incontrolado. Por ejemplo, si estás enfadado, puede que te des cuenta de que necesitas ponerle límites a alguien. Decidir hacerlo de forma saludable cuando te sientas menos cargado emocionalmente sería un ejemplo de respuesta, en lugar de una reacción. En otras palabras, no reprimas tus emociones, pero controla tus reacciones.

La aceptación conduce a la superación

He aquí una paradoja de la salud mental: cuando aceptamos nuestros pensamientos y emociones y liberamos la presión de volverlos positivos, nos damos la oportunidad de superarlos. A veces, esto significa que nos resulta más fácil conectar con nuestra naturaleza divina. Otras veces, simplemente ocurre que nuestro sistema nervioso se relaja lo suficiente como para liberar las sensaciones de supervivencia que parecían urgentes y verosímiles tan solo unos minutos atrás.

Aunque la superación es agradable, la sanación más profunda que aprenderás en este libro te ayudará a evitar un posible obstáculo tanto del *mindfulness* como de la manifestación: la desviación espiritual. Este término, acuñado por el psicólogo John Welwood en la década de los años ochenta, se refiere al uso de ideas y prácticas espirituales para evitar enfrentarse a problemas emocionales no resueltos y heridas psicológicas.

Si aceptamos nuestros pensamientos y emociones y sanamos los problemas emocionales y las heridas psicológicas, podemos liberar los bloqueos que nos impiden vivir la vida que soñamos. Christine lo experimentó cuando dejó de creer en la positividad tóxica y aprendió a aceptarse a sí misma y a sus emociones. Se dio cuenta de que las experiencias adversas de su infancia le habían provocado un trauma complejo y de que sus síntomas no la convertían en una persona "negativa" incapaz de manifestar adecuadamente. Más bien, Christine manifestó sus sueños considerando sus traumas. Liberó cargas emocionales y se sintió más ligera que nunca. Al sanar su experiencia interna en lugar de eludirla, empezó a prosperar de verdad en su mundo exterior. Las cosas que quería manifestar desde hacía años de repente no solo eran más accesibles, sino también naturales.

Una forma nueva de manifestar

Tú también puedes desbloquear la magia de manifestar haciendo las paces con todas tus emociones. Puedes salir del modo supervivencia para prosperar, crear y manifestar adecuadamente. En cuanto te deshagas de la positividad tóxica para practicar más la aceptación, te liberarás para probar técnicas de manifestación sin el miedo añadido de hacerlo mal. En el próximo capítulo, comenzaremos con algunos métodos divertidos que te ayudarán a desarrollar el valor de pedir lo que quieres y confiar en el proceso a pesar de los sentimientos de incertidumbre, dos cosas que suelen verse comprometidas después de un trauma.

Ideas clave

- Nuestros pensamientos suelen basarse en nuestro estado de ánimo; por lo tanto, están sesgados.
- Las emociones difíciles y desagradables son una parte normal de la experiencia vital.
- Aceptar nuestros pensamientos y emociones no significa que tengamos que creerlos; más bien, indica que debemos tratarlos como experiencias que podemos observar desde la distancia y que debemos ser comprensivos.
- Cuando aceptamos nuestros pensamientos y emociones y nos liberamos de la presión de volverlos positivos, nos damos la oportunidad de superarlos.

Capítulo 2

Comienza a preguntar, confiar y decirle sí al universo

Claro que la mejor forma
de que todas tus intenciones
se materialicen es alinearlas
con la intención cósmica para
crear armonía entre lo que pretendes
y lo que el universo pretende para ti.

Doctor Deepak Chopra, *Sincrodestino*
(The Spontaneous Fulfillment of Desire)

Ahora que estás en camino hacia una mayor aceptación de los pensamientos y las emociones, vamos a examinar los principios y prácticas de la manifestación para ver cuáles podrían funcionarte mejor. Para manifestar con mayor facilidad, recuerda que estas herramientas *pretenden ser divertidas*. Aunque me esfuerzo por que consideren la recuperación del trauma, consulta siempre tu propia guía interior y céntrate en aquellas que te gusten. Como aprenderás enseguida, debemos aprovechar la energía de la diversión y de fluir con el universo en el momento de manifestar. Quiero que comiences a probar estas prácticas antes de trabajar en la sanación, porque creo que no tienes que estar completamente sanado para empezar a experimentar con ellas con el fin de crear tu realidad. También quiero asegurarme de que sabes a qué me refiero cuando utilizo la palabra "manifestar". Comencemos explorando las explicaciones más comunes sobre cómo funciona la manifestación.

Las explicaciones cuánticas sobre la manifestación se han popularizado durante décadas. Se basan en teorías relacionadas con la física cuántica, la conciencia y la metafísica. Son las más comunes y explorarlas puede ser de lo más emocionante. Si te gustan las ideas que juegan con los conceptos del tiempo, el espacio y la energía, encontrarás cientos de madrigueras por las cuales meterte. Sin embargo, debes tener cuidado con las trampas en lo que respecta a la salud mental.

Una advertencia cuántica

Las explicaciones cuánticas de la manifestación son muchas, pero todas se reducen a la idea de que todo está hecho de energía y que existe un campo cuántico de probabilidad que podemos aprender a aprovechar, ya que en él todo es posible. Si crees en alguna de estas teorías, también creerás que lo que quieres manifestar existe en algún lugar del tiempo o el espacio. Estas propuestas son las más controvertidas y debatidas respecto al tema (porque algunas se basan en investigaciones y otras solo son hipótesis).

Lo que decidas creer o no solo depende de ti. Yo no soy física. Es innegable que la física cuántica es compleja. Y, aun así, los maestros y *coaches* de manifestación te dirán que han estudiado física cuántica y que pueden usarla para explicar exactamente cómo funciona la manifestación. Sin embargo, cuando dicen "estudiar", en realidad significa que han visto un documental, escuchado un pódcast o leído un libro sobre el tema. Eso no es lo mismo que ser físico. Cualquier doctorado lleva años de arduas investigaciones, conlleva matices y exige humildad, ya que genera más preguntas que respuestas. Te cuento esto porque los *coaches* pueden afirmar lo que quieran sobre su experiencia y cobrarte miles de dólares a cambio de muy poco valor. El mundo cuántico puede ser tentador, pero será mejor que te adentres en él con los ojos (no la cartera) bien abiertos.

El dilema es que, aunque puede ser divertido indagar en estas explicaciones, hacerlo puede desencadenar o exacerbar síntomas de algunos problemas de salud mental. En mi consultorio privado, muchos pacientes afirman que descubrir la ley de la atracción les resultó perjudicial porque aumentó su nivel de ansiedad o autoculpabilidad. Es posible que tú también lo hayas experimentado. Por eso no recomiendo centrarse en explicaciones cuánticas de la manifestación que consideren el trauma y, en cambio, sí animo a tener una buena dosis de escepticismo. Dicho esto, existen técnicas cuánticas divertidas que tienen menos probabilidades de incrementar la ansiedad, las cuales compartiré más adelante.

La explicación psicológica

La explicación psicológica de la manifestación abarca tanto la psicología como la neurociencia. Desde esta perspectiva, tenemos creencias basadas en experiencias de nuestro pasado que generan vías neuronales que gobiernan de forma inconsciente nuestro sistema nervioso, nuestros pensamientos, emociones y conductas. Dichas creencias influyen en nuestra realidad y crean las condiciones de nuestra vida. La explicación neurocientífica de la manifestación también contempla un conjunto de nervios del tronco encefálico llamado "sistema de activación reticular" (SAR). El SAR filtra la información que nos rodea dependiendo de lo que pensamos que es importante y lo que nos ayudará a sobrevivir. Implica una atención selectiva (por ejemplo, veo más Range Rovers cuando quiero manifestar un Range Rover) y un sesgo de confirmación (por ejemplo, si pienso que no puedo tener una relación sana, mi SAR busca pruebas que confirmen esta creencia en todo momento). En este libro, trabajaremos con esta explicación. Aprenderemos a liberar los bloqueos emocionales y a establecer nuevas vías neuronales en los próximos capítulos. Algunos ejercicios de este capítulo le darán instrucciones a tu SAR para que se ocupe de tus objetivos con eficacia.

La explicación espiritual

La explicación espiritual de la manifestación es que cocreamos nuestra realidad junto con un universo solidario (o el nombre que prefieras darle a un poder superior) mediante la intención y la entrega. El lado espiritual de la manifestación está compuesto por tres pasos igualmente importantes: preguntar, entregarse o dejar ir, y recibir. Cada uno de ellos fomenta lo contrario a presionar o esforzarse por algo; más bien, nos incita a permitir que el universo intervenga y nos ayude. Si sigues estos pasos, te instalarás en la energía de "permitir" en vez de en la de "presionar". El viejo proverbio que dice "No empujes el río, él fluye por sí solo" es un buen recordatorio de que no es necesario (y, a veces, resulta contraproducente) tratar de usar la fuerza contra el universo. Este capítulo te brindará herramientas para aprovechar el lado espiritual de la manifestación.

Sin embargo, como muestra la siguiente tabla, "permitir" es más fácil de decir que de hacer. Especialmente para alguien con antecedentes de trauma, ya que aumenta el miedo a la incertidumbre y disminuye la capacidad para confiar. A fin de cuentas, todos tenemos una parte protectora que no quiere "permitir" que sucedan cosas que podrían dañarnos. Eso es totalmente comprensible después de un trauma. Puede que incluso la propia palabra "permitir" sea uno de tus detonantes. Si es el caso, trata de sustituirla por otras, como "fluir" o "liberar".

Permitir la energía	Presionar la energía
Estabilidad emocional.	Inestabilidad emocional.
Sentir seguridad.	No sentirse seguro.
Confiar.	No confiar.
Creer en las posibilidades.	Luchar contra la duda y la incredulidad.
Persona creativa y curiosa.	Persona centrada en sobrevivir.
La energía es expansiva.	La energía se contrae.
Estar en el presente.	Estar centrado en miedos futuros.
Persona divertida y juguetona.	Persona seria.
Persona centrada en el proceso.	Persona centrada en el resultado.
Sensación de abundancia.	Sensación de escasez.
Persona abierta a múltiples soluciones.	Persona con visión de túnel hacia una única solución.
Actuar con sensatez e inspiración.	La acción se basa en el miedo y a menudo es excesiva.
Crecer y aprender de la experiencia.	Imposibilidad para tolerar los resultados imperfectos.

Permitir la energía	Presionar la energía
Posibilidad para tolerar la incertidumbre.	Tener una tolerancia muy baja a la incertidumbre.
Poder conectarse y recibir ayuda.	Tratar de controlar y microgestionar.
Persona colaboradora (quiere que todo el mundo gane o prospere).	Persona competitiva.
Manifestar a veces parece mágico.	Manifestar parece algo muy serio.
Permitir que el universo haga parte del trabajo.	Incapacidad para ceder el control.
Persona a quien no le gusta los tiempos divinos, pero confía en ellos.	Persona que no confía ni acepta los tiempos divinos.
Darle tiempo al universo para poner las cosas en orden.	Esperar resultados inmediatos.
Experimentar con herramientas de manifestación.	Tratar de seguir estrictamente las normas de manifestación.
Sentir seguridad sin importar los resultados.	Utilizar los logros para demostrar valía personal.
Persona que fluye y gestiona bien los obstáculos.	Persona que rema a contracorriente a quien le molestan los obstáculos.
Persona abierta al mejor resultado.	Persona que trata de forzar un resultado muy concreto.
Tener objetivos de rendimiento razonables.	Las expectativas son excesivamente poco realistas.
Utilizar la manifestación para ampliar la conciencia.	Considerar la manifestación como un medio para lograr un fin.

Ten en cuenta que basta con dedicar pequeños momentos intermitentes a permitir. Baja tus estándares de forma intencional cuando comiences tu viaje de manifestación, teniendo en cuenta los traumas. Al hacerlo, tendrás la oportunidad de aumentar poco a poco tu confianza y tu capacidad para confiar sin presiones ni frustración innecesarias.

Asegúrate de ser compasivo contigo mismo cuando tu energía se centre más en presionar que en permitir; ocurrirá a menudo y no pasa nada. En los capítulos siguientes aprenderás herramientas para experimentar la energía de permitir más a menudo.

Aclarar tus intenciones

Para pedirle al universo que te ayude a manifestar tus deseos, comienza por explorar tus intenciones. Estas son las que le dan dirección a nuestra vida; son la motivación que se esconde tras nuestros objetivos. Considera lo siguiente:

- ¿Qué quieres manifestar y por qué?
- ¿Las cosas que deseas te ayudarán a prosperar?
- ¿Coinciden con lo que tú eres en realidad?
- ¿Son una expresión de la mejor versión de ti?
- ¿O representan las cosas que no te gustan, pero que inconscientemente anhelas para sentirte seguro? Por ejemplo, puede que desees tener una carrera que se considera prestigiosa porque quieres sentirte respetado, pero quizá no te gusta hacer el trabajo cotidiano que conlleva.

Las intenciones ocultas tras tus objetivos pueden provenir de tus heridas o de tus valores. Los propósitos que surgen a partir de tus heridas nacen de necesidades no cubiertas de la infancia y de mensajes culturales tóxicos. Está bien desear cosas que no recibiste en tu niñez. Y es comprensible que absorbieras lo que la escritora Jennifer Wallace llama "cultura del logro tóxica", que es la presión por optimizar el rendimiento porque la sociedad nos dice que nuestro valor proviene de los logros.[1] Sin embargo, es importante reflexionar si nuestros objetivos están en consonancia con nuestros valores reales. La principal diferencia entre aquellos que se basan en los valores y los que se basan en las heridas es que estos últimos no son gratificantes. Pueden hacer que parezca que estás viviendo una vida increíble en las redes sociales o hacerte pensar que tu vida mejorará por completo en cuanto los consigas. No obstante, cuando lo hagas, quizá experimentes depresión. La paradoja de estos logros es que pueden provocarte la sensación de que tu vida no tiene rumbo ni propósito… hasta que tengas otro objetivo basado en las heridas.

Por ejemplo, Riley creció sin muchos recursos económicos y soñaba con tener una boda de lujo algún día. Usaba técnicas de manifestación para visualizarla y hacerla realidad rápidamente. La celebración fue grandiosa, y Riley salía preciosa en sus fotos en las redes sociales. El único problema fue que su matrimonio no estuvo a la altura de sus deseos más profundos. Tras unos cuantos meses, su marido, a quien había conocido solo un año antes del compromiso y que al principio era encantador, dejó de interesarse por las cosas que más le importaban a ella. Era ambiguo cuando hablaban de tener hijos, no le gustaba viajar y pasaba todo su tiempo libre devorando programas en la televisión. A pesar de que consiguió la boda que anhelaba, Riley no manifestó el tipo de relación que iría en consonancia con sus valores: familia, viajes y aventura. Logró su objetivo basado en heridas, pero se sintió decepcionada y sin rumbo.

Por el contrario, los objetivos basados en valores provienen de lo que te resulta auténtico y significativo; te ayudan a prosperar y experimentar bienestar emocional. Investigaciones sobre la terapia de aceptación y compromiso (TAC) han demostrado que aceptar las emociones y actuar en consonancia con los valores mejora considerablemente la salud mental, la calidad de vida e incluso los logros. Tus valores son aquello por lo que te preocupas y con lo que te comprometes. Los propósitos basados en ellos te ayudan a vivir tu mejor vida en el presente, porque incluso el proceso resulta auténtico y significativo.

Descubre tus deseos más valiosos

Cuando expresas una intención clara y poderosa de manifestar algo, pones en marcha una cadena de acontecimientos. Esta actividad te ayudará a estar seguro de que es algo a lo que quieres dedicar energía.

1. Anota lo que deseas manifestar. Asegúrate de expresar lo que quieres en lugar de deshacerte de algo que no quieres.
2. Escribe los cinco valores más importantes en esta área de tu vida. Pregúntate: "¿Qué es lo que me preocupa en este ámbito?". Por ejemplo, quizá quieras manifestar un nuevo empleo, y tus valores profesionales pueden ser trabajo en equipo, innovación, desafíos, diversión y respeto.
3. Ahora pregúntate lo siguiente: "¿Lo que quiero manifestar se basa en una herida o en mis valores?". Por ejemplo, ¿estás tratando de manifestar un nuevo trabajo para impresionar a los demás o porque quieres un empleo que vaya acorde con tus valores?
4. Si se basa en una herida, ¿puedes pedir algo que sea aún mejor? ¿Algo que refleje cómo quieres vivir tu vida y prosperar?
5. Piensa en la esencia de lo que quieres manifestar o qué función tendrá. Por ejemplo, si deseas manifestar una casa, quizá busques un espacio amplio para el ocio y unas vis-

tas relajantes. ¿Qué cualidades te dará (paz, amor, libertad, dignidad, vivacidad)? Tómate el tiempo necesario para reflexionar sobre la esencia de lo que quieres, porque, si solo te centras en características superficiales, puede que descubras que lo que manifiestas no responde a tus necesidades. Por ejemplo, querer un nuevo trabajo puede representar el deseo de una compañía agradable y un entorno animado. Sin embargo, si no exploras lo que anhelas, probablemente terminarás encontrando un empleo donde te paguen más, pero con una cultura laboral tóxica.

6. Anota tu objetivo (que quizá sea nuevo) claramente y en presente. Por ejemplo, puedes escribir: "Manifiesto (o tengo ahora) una hermosa casa en el campo donde disfruto a diario de paz, naturaleza y amplitud".

En cuanto hayas aclarado tus intenciones y tengas identificado un objetivo, puedes experimentar con algunas técnicas de manifestación. Está muy extendido el mito de que tenemos que estar totalmente "sanados" para poder empezar a manifestar las cosas que queremos en la vida. Sin embargo, el enfoque que considera el trauma es mucho más alentador: es posible comenzar a visualizar y a actuar con inspiración a pesar de no haber sanado por completo. Aunque tomarse un descanso mientras resuelves un patrón perjudicial puede resultar beneficioso, sanar es un proceso a largo plazo, y puede acelerarse cuando te rodeas de relaciones y entornos saludables.

No obstante, antes de intentar cualquier técnica de manifestación, es importante aprender a identificar si estás en el estado adecuado para experimentar con ellas, porque resultan poderosas y divertidas cuando estás en lo que yo llamo humor para manifestar, pero ineficaces y frustrantes cuando no lo estás.

Cuándo y cómo practicar las técnicas de manifestación

El estado de ánimo para manifestar es aquel que es óptimo para conectar con tus sueños. Es cuando te sientes centrado, emocionalmente estable, en consonancia con tus objetivos personales; es cuando resulta mucho más fácil "permitir" la energía que "presionarla". En ese momento, te nacerá practicar la manifestación. A continuación, te comparto algunos consejos para evaluar tu estado.

Evita comprometerte con objetivos o manifestaciones cuando estés desregulado. Por ejemplo, cuando tengas hambre, estés enfadado, te sientas solo o estés cansado. Si experimentas alguna de estas situaciones, será mejor que practiques en otro momento (te contaré más sobre los estados de ánimo para manifestar en el capítulo 9).

También evítalo cuando te sientas inestable emocionalmente: molesto, ansioso, bloqueado, disociado, sobrepasado, etc. En lugar de manifestar, presta atención a tus necesidades físicas y emocionales. Puedes usar las herramientas que aparecen en el capítulo 3 para regular tu sistema nervioso e intentar las prácticas de manifestación en otro momento. Por ahora, acostúmbrate a preguntarte: "¿Estoy en el estado de ánimo adecuado para manifestar?" antes de concentrarte en ello.

Una forma de mejorar tu estado de ánimo y lograr que tu práctica de manifestación parezca más poderosa es considerarla una comunión con el universo. En lugar de observarla como un simple ejercicio mental, visualízala como una invitación al universo para cocrear la experiencia de "el cielo en la tierra" contigo y así prosperar.

Como solemos atribuir el mérito de nuestros logros a otros, es mejor que utilices un diario de tus objetivos y prácticas. Marca los propósitos que has alcanzado satisfactoriamente y toma nota de las herramientas que te sirven. Quizá sea mejor que empieces con objetivos pequeños, porque te llevará tiempo creer que tus esfuerzos de manifestación realmente están dando frutos. Intenta las siguientes técnicas cuando te encuentres en un estado de ánimo adecuado para manifestar y fíjate en con cuáles disfrutas más. Como la primera es una práctica de visualización, te invito a que la leas antes de hacerla.

Visualiza tu resultado deseado

Una vez tengas claro lo que quieres manifestar y cuál es su esencia, tu imaginación puede ayudarte a imbuirte en el espacio energético necesario para obtenerlo. Esta actividad te permitirá abrazar emocionalmente tu realidad futura. Ten en cuenta que no se trata tanto de pensar en ilusiones, sino de crear un "recuerdo" lo más vívido posible de algo que "ya ocurrió". Esto tiene dos beneficios potenciales. El primero radica en que, cuanto más real sea la visualización para tu mente inconsciente, más creíble será y menor resistencia opondrás a ello. El segundo implica una interpretación cuántica de la manifestación: si crees que vivimos en un multiverso y que el tiempo no existe, entonces, al elegir este recuerdo, estarás saltando a la línea temporal en la que sí existe.

Cierra los ojos (recuerda que en el enfoque basado en traumas es posible modificar aspectos como este. Si no te sientes cómodo o te estresa cerrarlos, intenta visualizar desde tu "ojo mental" con los ojos abiertos).

1. Comienza visualizando el objetivo como si ya lo hubieras logrado. Si quieres manifestar una casa, imagínate despertándote por la mañana en un hogar perfecto para ti.
2. Para que el cerebro lo considere como algo realista, incluye actividades de tu rutina. Si se trata de una casa nueva, imagínate desayunando en ella, mirando tu programa favorito, acariciando a tu perro, etc.
3. De igual forma, incluye detalles sensoriales vívidos, sobre todo relacionados con el olfato, porque este se encuentra profundamente conectado a la memoria. Por ejemplo, siente el tacto frío del frigorífico, el aroma de tu café, la calidez del sol en el patio, etc.
4. Asegúrate de incluir cómo te sentirías en la escena (emocionado, alegre, en paz) y saborea esta sensación durante unos segundos (no te saltes este paso, es importante).
5. No intentes imaginar o visualizar "cómo" manifestarás tu objetivo. Simplemente concéntrate en el resultado deseado.
6. Crea tu visualización como si fuera una realidad virtual e imagínate moviéndote por la escena.
7. Tras unos minutos de visualizar el resultado, "sumérgete" en la esencia o cualidad de tu deseo durante unos segundos. Por ejemplo, si has visualizado una nueva pareja, sumérgete en la energía del amor. Imagínala flotando a tu alrededor.
8. Termina tu práctica de visualización proponiéndote estar alerta ante las oportunidades correctas y tener la capacidad de actuar para lograr tu deseo.

Puedes escuchar una grabación en inglés de esta práctica de visualización en la página web del libro, http://www.newharbinger.com/53042.

Crea el guion de tu resultado deseado

Crear un guion (o *scripting*, en inglés) es una práctica de manifestación que consiste en escribir sobre un objetivo como si ya lo hubieras alcanzado. Es como elaborar un diario desde la perspectiva de tu *yo* del futuro. Puedes descargar una plantilla en inglés para esta actividad en la página web del libro, http://www.newharbinger.com/53042.

1. Escoge una libreta y una pluma. Comienza con un estímulo. Inténtalo con alguno de estos:

   ¡Hoy ha sido un gran día!
   Hoy estoy de celebración porque…
   ¡Ayer alcancé mi objetivo!

2. Escribe sobre el objetivo como si se tratara de un recuerdo.
3. Anota cómo sentiste y saboreaste la sensación en tu cuerpo durante unos segundos.
4. Para que sea real, añade detalles sobre tu rutina actual (como empezar el día con un café o un paseo).
5. Incluye detalles sensoriales (cómo se veían las cosas, cómo sonaban, olían y qué sensaciones te transmitían).
6. Escribe al menos media página.

Una nueva forma de crear tu tablero de visión

Como su nombre indica, los tableros de visión son una representación visual de tus sueños. Suelen estar compuestos por recortes de revistas, fotografías y palabras que representan lo que estás tratando de manifestar. Si le imprimes un poco de creatividad y diversión, puede llegar a ser un objeto poderoso y entretenido. Puedes usar un papel, una cartulina, un cuaderno o tu ordenador para diseñarlo. Mi única recomendación es tenerlo fuera de la vista y solo trabajar en él o mirarlo cuando estés en un estado de ánimo adecuado para manifestar. Esto ayudará al cerebro a asociar tus sueños con emociones de expansión y hacer que sean más reales y alcanzables (descubrirás más al respecto en el capítulo 9).

Aprender a confiar

Manifestar con la ayuda del universo es una danza de cocreación. A veces le dices: "Puedo lograrlo", te armas de valor y das un paso hacia delante para vivir tu mejor vida. Sin embargo, en otros momentos, el universo dice: "Descansa, yo me encargo", y te dejas llevar y cuidar mientras él se ocupa de alinear las oportunidades perfectas.

En *El éxtasis de fluir*, la doctora Judith Orloff dice: "Rendirse no significa ser pasivo o incompetente. Más bien, implica no dejar piedra sin mover a la hora de manifestar tus objetivos o resolver un dilema, pero sin permitir que la obsesión o las ansias por esforzarte demasiado te saboteen o impidan que la magia intervenga".[2] Esto describe perfectamente cómo cocrear conlleva un delicado equilibrio entre esmerarse y dejarse llevar.

En ocasiones, a este importante aspecto de la manifestación se le llama "ley del desapego". Esforzarnos demasiado motivados por un sentimiento de desesperación y urgencia suele sabotear nuestras intenciones, porque repele las nuevas ideas y tensa las relaciones incipientes. Tratar de controlar y microgestionar exactamente cómo debe materializarse nuestro objetivo o apegarnos a un resultado específico también puede bloquear los beneficios de nuestra práctica. Si creemos en un universo comprensivo, podemos confiar en que él evalúa nuestra capacidad para poder manifestar adecuadamente y en que intenta dirigirnos hacia la mejor posibilidad. En lugar de obsesionarnos con una respuesta en concreto, podemos entenderla como un símbolo de lo que queremos y ponernos a disposición del mejor resultado en el plano emocional. A veces tenemos que soltar a la persona, la opción o la solución a la que nos aferramos como "la adecuada" para que pueda aflorar la manifestación ideal para nosotros.

El universo responde con elegancia cuando nos dejamos llevar. En cuanto confiamos en que algo aún mejor está a la vuelta de la esquina, orquesta sincronicidades mágicas y oportunidades emocionantes que encajan perfectamente con lo que somos. Veo cómo esto sucede una y otra vez tanto con mis clientes más intuitivos y espirituales como con los más rigurosos y lógicos. No importa si crees en una versión espiritual de la manifestación que incluya un poder superior; solo importa que, durante un tiempo, dejes de presionar.

No quiero restar importancia a lo difícil que puede ser esto cuando hemos sufrido un trauma. El control es la forma en que nos sentimos seguros. En los próximos capítulos, trabajaremos en la sanación para que te resulte más fácil lograr ese estado. Por ahora, aquí tienes algunos consejos para liberar tu apego a los resultados, de modo que, en lugar de presionar y aferrarte, puedas experimentar la paz de dejar ir:

- Pide más. En vez de imaginarte que tienes una oferta de trabajo, piensa en que tienes tres buenísimas entre las cuales elegir. Si quieres tener un hijo, imagínate cuidando a un recién nacido y a un niño pequeño (¡o a dos recién nacidos!). A nuestro cerebro le encanta resolver problemas, así que, si estás tratando de manifestar una opción viable, la mente da por sentado que es difícil. Sin embargo, si le presentas el dilema de tener que gestionar varias alternativas y manifestaciones, el sentido de lo que es posible se ampliará. En lugar de pensar con miedo, tu mente se orientará hacia las oportunidades y se le ocurrirán nuevas soluciones creativas.

- Pon todas las opciones sobre la mesa. No "te enamores" de una y elimines las demás antes de tiempo, porque eso puede activar una mentalidad de escasez, aumentar la ansiedad y enfrascarte en acciones impulsivas y una preocupación malsana por cosas que no tienes. Aunque buscamos la certeza, muchas veces tratamos de fabricarla prematuramente idealizando algo y decidiendo que es "lo indicado". Mantén la mente abierta.

- Convierte las palabras de Rumi, "Lo que buscas te busca a ti", en un mantra que te repitas a ti mismo. Puede ser un recordatorio de que el universo siembra deseos basados en valores en tu corazón porque están destinados para ti y también te buscan.

- Tras una práctica de manifestación, repite esta frase del clásico libro *Visualización creativa,* de Shakti Gawain: "Esto, o algo mejor, se manifiesta ahora para mí de formas totalmente satisfactorias y armoniosas, por el bien de todos los implicados".[3]

- Alivia la parte de ti que se apega a los resultados. Suele ser tu versión más joven, herida y asustada. Ten compasión por ella y esfuérzate por ser la madre o el padre sabio que necesita, en lugar de permitir que tome el control. En capítulos posteriores trataremos en profundidad cómo reparentalizar. De momento, reconoce que cuando esta parte más joven de ti se preocupa por cómo van a salir las cosas, puedes reconocer y calmar sus sentimientos.

- Lleva a cabo una práctica para centrar la mente.

Práctica para centrar la mente

Es importante que realices prácticas para centrar la mente con asiduidad, así podrás experimentar la sensación de soltar el control y dejar ir. En lugar de presionar o jugar al estira y afloja con el universo, recuerda que estás cocreando y permitiendo. La práctica debería regular tu sistema nervioso (aprenderás más al respecto en los próximos capítulos). También debería ser eficaz, ya que las técnicas breves pero recurrentes son las más indicadas para reconfigurar el cerebro. Estas son algunas opciones por el momento:

- Ponte la mano sobre el corazón y respira profundamente unas cuantas veces.
- Imagina que una luz desciende por la parte superior de tu cabeza hasta llenarte cuerpo por completo.
- Inhala contando hasta cuatro y exhala contando hasta ocho (repítelo de dos a cuatro veces).

Entregarse al universo

Esta práctica es una oración que puedes recitar cuando te sientas frustrado, desesperado y sobrepasado por tu objetivo. Es sencilla, pero lo bastante poderosa para crear lo que parecen milagros. Es la rendición definitiva. Recítala con la intención de pedir ayuda al universo y para reconocer y aceptar su auxilio cuando lo ofrezca.

Te entrego toda esta situación frustrante, universo. Muéstrame el camino o (con amabilidad y ternura) manifiéstalo (o algo mejor) para mí. Gracias.

Aprender a recibir

Después de establecer tus intenciones y practicar técnicas de manifestación, empezarás a recibir orientación de dos formas: una interior y una exterior. La guía interior se parece a impulsos intuitivos o pensamientos inspirados. La exterior incluye señales del universo y sincronicidades, que son coincidencias significativas. Centrar la mente constantemente te ayudará a estar en silencio y a escuchar la guía interior; en cambio, estar más presente en tu día a día permitirá percibir la orientación exterior.

Si te surge un pensamiento inspirado o una intuición fortuita, síguelos, porque podrían llevarte hasta el resultado deseado (obviamente, usa el buen juicio y no hagas nada peligroso). Sabrás que se trata de un pensamiento inspirado porque aparecerá de la nada y será distinto a tus ideas habituales. Por ejemplo, si de repente sientes la urgencia de ir a una tiendita distinta. Al seguir ese impulso, estás actuando por inspiración. Podrías conocer a tu pareja ahí o toparte con alguien en quien estuviste pensando (una sincronicidad) que te recomendará un suplemento que solo estará en oferta ese día (una señal), y logrará curar tu afección.

Las señales y las sincronicidades son como guiños del universo. Son la forma en la que él nos envía mensajes. Escuchar tus impulsos e intuiciones puede añadir algo de magia a tu día a día y ayudarte a fomentar la confianza.

Búsqueda del tesoro

Lo que decidas buscar es lo que verás. En otras palabras, el mundo suele reflejar nuestras expectativas. Prueba esta actividad para ver cómo funciona tu sistema de activación reticular (la parte del cerebro que elige en qué concentrarse).

Durante los próximos días, establece la intención de encontrar los siguientes objetos y después búscalos activamente (de uno en uno). Toma notas en tu diario de lo que observes, también de cuántas veces los ves o de cualquier cosa inusual o excepcional.

1. Coches de color naranja
2. Mariposas
3. Arcoíris

Después de ir a la caza de estos objetos, piensa en cómo pueden influir tus expectativas en lo que ves. ¿Puedes hacer una búsqueda del tesoro de cosas que apoyen lo que estás intentando manifestar? ¿Elementos que te demuestren que es posible? Por ejemplo, ¿puedes buscar señales de que el universo está respaldando tu objetivo? Pueden manifestarse en forma de alguien sugiriéndote que vayas tras él, alguien ofreciéndote ayuda o una respuesta que llegue a ti de forma espontánea. Después de todo, cuando buscamos magia, solemos encontrarla.

Dile sí al universo

Incluso después de que el universo te envíe empujoncitos, señales, sincronicidades o cualquier otro obsequio, dependerá de ti aceptarlos. Aunque conforme vayas leyendo este libro trabajarás en la liberación de los bloqueos en la autoestima y la recepción de regalos, lo que te propongo es que te abras a la idea de que, incluso después de un trauma, todavía existen cosas buenas en el mundo y muchas de ellas son solo para ti.

Te pondré un ejemplo de una minimanifestación con un gran impacto. Hace muchos años, vi un par de pendientes que me encantaron y quise comprarlos, pero dudé porque no quería malgastar en mí. Decidí no hacerlo y me fui de la tienda. Más tarde, ese mismo día, encontré dinero en el suelo que coincidía exactamente con el precio de los pendientes. Esperé un rato para ver si alguien estaba buscando el dinero perdido, pero el lugar estaba desierto. Regresé a la tienda y compré los pendientes, que fueron mis preferidos durante años. Cada vez que me los ponía me recordaba que está bien recibir y decir sí a los regalos que nos concede el universo.

Decirle sí al universo es decirte sí a ti mismo.

Pide lo que quieres e intenta apreciar lo que recibes. No tienes que convertirlo en una práctica obligatoria de gratitud; simplemente en un reconocimiento sincero y ocasional de que el universo te escucha. Esto mantendrá las líneas de comunicación abiertas y despejadas.

Ahora que ya dispones de algunas técnicas de manifestación con las cuales jugar, en el próximo capítulo veremos formas de regular tu sistema nervioso para que pueda apoyarte en tu trabajo de manifestación y esté mejor equipado para recibir los resultados.

Ideas clave

- Evalúa tus objetivos y apuesta por los que se basen en valores que puedan ayudarte a prosperar.
- No consideres las prácticas de manifestación como un deseo, sino como la creación de un recuerdo de algo que ya ocurrió.
- Únicamente haz prácticas de manifestación o céntrate en objetivos cuando te encuentres en lo que yo llamo el estado de ánimo para manifestar.
- En lugar de apegarte y aferrarte a un resultado en específico, utiliza tu objetivo como un símbolo de lo que deseas y muéstrate emocionalmente dispuesto para recibir el mejor de los resultados.
- Deja que el universo te encuentre en el camino.

Capítulo 3

Hazte amigo de tu sistema nervioso para una manifestación exitosa

La teoría polivagal es la ciencia de sentirse lo suficientemente seguro como para enamorarse de la vida y arriesgarse a vivir.

Deb Dana, *Anchored*

Jada acudió a terapia porque se sentía estancada. Era una repostera aficionada que soñaba con abrir una pastelería en línea dirigida a personas con alergias alimentarias. A pesar de haber ganado un premio local por sus deliciosos *petit fours* sin gluten, no estaba progresando mucho. En lugar de experimentar con pinturas vegetales e ingredientes únicos, pasaba la mayor parte del tiempo viendo programas de repostería. Sus amigos estaban impresionados con sus creativos diseños y le pedían sus característicos *cupcakes* veganos para las fiestas. Sin embargo, cuando los invitados preguntaban por sus servicios, Jada bromeaba diciendo que no era una repostera de verdad y cambiaba rápidamente de tema. En vez de compartir contenido en su propia cuenta de repostería en redes sociales, se dedicaba a mirar las páginas de reposteros con un montón de seguidores. Cuando le pregunté qué pasos estaba dando hacia sus objetivos de negocio, me dijo que repetía afirmaciones positivas con regularidad y que se visualizaba como una famosa repostera que mostraba al mundo que los pasteles sin ingredientes nocivos pueden ser deliciosas obras de arte.

Al igual que Jada, puede que tú también sientas que no avanzas hacia tu gran sueño a pesar de todas tus esperanzas y buenas intenciones. Tal vez quieras dar los pasos prácticos necesarios, pero, sin estrategias para gestionar tu respuesta al estrés, estás a merced de tu sistema nervioso. Su trabajo es protegerte a toda costa, incluso si eso significa impedir que alcances tus objetivos. Jada no era perezosa ni estaba desmotivada. Creció con padres narcisistas que criticaban sus errores o se atribuían sus logros. Esto hacía que intentar cumplir sus propósitos le pareciera peligroso. Su sistema nervioso actuaba y la mantenía a una distancia segura para evitar que la analizaran o que tuviera éxito.

Antes de poder manifestar sus sueños, necesitaba tener una conciencia de su pasado, disminuir la vergüenza que le producía la desregulación de su sistema nervioso, aprender estrategias de regulación para sentirse lo suficientemente segura como para pasar a la acción y practicar técnicas de manifestación para las que su sistema nervioso estuviera preparado (por ejemplo, visualizar la creación de una página web sencilla en lugar de convertirse en una repostera mundialmente famosa). En otras palabras, primero debía aprender a regular la mente y el cuerpo.

El mayor malentendido sobre lograr objetivos es que se plantea desde la fuerza de voluntad y el autocontrol. Cuando crees en esta idea errónea, eres más propenso a avergonzarte y alejarte de conquistar tus sueños de manera sostenible. La verdad es que esto requiere autorregulación, es decir, tener la capacidad de gestionar el sistema nervioso frente al estrés para poder comportarte conforme a tus propósitos y así alcanzar los resultados deseados.

La capacidad de autorregulación influye en tus pensamientos, emociones y conductas cuando te propones objetivos. Te ayuda a controlar tu estado de ánimo, a mantenerte flexible y a adaptarte, a persistir a pesar de los retos y a esforzarte al máximo. Suena muy bien, ¿verdad? Pero ¿cómo puedes hacerlo cuando tienes antecedentes de trauma?

El trauma compromete la capacidad para autorregularse

Si tu carga de estrés es elevada debido a un trauma, en especial a un trauma de larga duración, es probable que te cueste recuperarte de situaciones angustiantes. Tu reactividad a ellas, incluso a las relativamente leves, se intensifica. Esta es la razón por la que ese consejo que suelen dar en la manifestación de simplemente olvidar tu pasado no funciona. Para ti, el pasado se activa involuntariamente en tu sistema nervioso en el presente. El resultado es uno de los síntomas más comunes del trauma, sobre todo del trauma complejo: la desregulación crónica del sistema nervioso. Esta es una respuesta prolongada al estrés, una reacción ante un peligro percibido. Cuando sufres esta condición, reaccionas enseguida ante cualquier cosa que identifiques como una amenaza (aunque en realidad no lo sea) y te cuesta volver a sentirte seguro.

La teoría polivagal del doctor Stephen Porges proporciona un mapa del sistema nervioso autónomo y ofrece una nueva forma de abordar el trauma y la adaptación al estrés. De acuerdo con esta propuesta, el cuerpo analiza constantemente el entorno en busca de señales de seguridad, peligro y amenaza vital en un proceso conocido como "neurocepción".[1] Para mantenerte a salvo, tu sistema nervioso generaliza los recuerdos de experiencias dolorosas pasadas. Esto significa que, si has tenido vivencias traumáticas, puedes seguir percibiendo señales de riesgo cuando no las haya. Esto se denomina "neurocepción defectuosa". Cuando ocurre, puedes identificar peligro donde no lo hay e incluso sentirte seguro donde sí lo hay.

Es importante recordar que la neurocepción es un proceso que está fuera de tu conciencia. Una neurocepción defectuosa desencadena una respuesta automática de supervivencia antes de que te percates de que está ocurriendo algo. Al ser tan rápida y fisiológica, no puedes pensar en cómo evitarla y no puedes elegir tu respuesta de supervivencia. Saltas o te bloqueas cuando ves un palo con forma de serpiente antes de darte cuenta conscientemente de que no es una víbora. Y no es culpa tuya.

En consecuencia, puedes alterarte a menudo. Si no tienes las habilidades necesarias para regular tu sistema nervioso y sentirte seguro, puedes acabar viviendo en modo supervivencia. Posiblemente tengas dificultades para acceder a tu corteza prefrontal, que es la parte pensante del cerebro que te ayuda a planificar, comunicarte de manera eficaz, autorreflexionar, resolver problemas y aprender. Es casi un hecho que no lograrás manifestar tus objetivos en este estado, porque compromete tu capacidad de pensar y expresarte con claridad. Lo más probable es que reacciones con una respuesta de supervivencia ante cualquier cosa que percibas como un obstáculo. Esto puede impedir que avances hacia tus objetivos, que colabores con personas que podrían ayudarte y que gestiones los retos que surjan en el camino.

Antes de aprender algunas técnicas para que la desregulación no te impida alcanzar tus objetivos, prueba este ejercicio para ver con qué respuestas de supervivencia te identificas más.

Prueba de estrés

Imagina que estás trabajando en un proyecto importante para mañana y de repente tu ordenador deja de cooperar. Puede que no se bloquee del todo, pero no responde como quieres y es obvio que no le importa la fecha de entrega.

Imagina cómo lo sentirías en tu cuerpo y elige la respuesta que mejor refleje tu reacción:

A. **Respuesta al estrés en forma de pelea.** Sientes que te hierve la sangre y que esa energía te recorre los brazos. Estás molesto, incluso furioso. Comienzas a gritarle obscenidades al ordenador. A lo mejor miras a tu alrededor para ver si hay otra persona a quien culpar. El gato al que le encanta ponerse justo frente a la pantalla, la persona que te asignó la tarea, el plazo o tal vez a ti mismo, por esperar hasta el último minuto para empezar. Nadie se libra de las críticas que pasan por tu cabeza.

B. **Respuesta al estrés en forma de huida.** "¡Ay, no! ¡Ay, NO!". Ataque de pánico. Sientes cómo todo tu cuerpo se mueve para actuar. Comienzas a preocuparte por todas las cosas que podrían salir mal si no cumples el plazo. "¿Y si...? ¿Y si...? ¿Y si...?". Tal vez decidas ir a tomar un café mientras intentas averiguar qué hacer a continuación. Mientras estás delante de la cafetera, coges tu teléfono y empiezas a scrollear. Por fin hay espacio entre el problema y tú. ¿Cuál era el problema?

C. **Respuesta al estrés en forma de inmovilización.** Te quedas mirando la pantalla fijamente. Pasan unos segundos y sigues mirando el mismo punto borroso. El pánico es abrumador y te sientes bloqueado. Se te nubla el pensamiento. Sientes el cuerpo rígido y apenas puedes moverte. "¡Tengo que solucionarlo ya! No puedo. ¡Pero tengo que hacerlo! Tal vez lo resuelva más tarde". No puedes decidir qué hacer y acabas incumpliendo el plazo.

D. **Respuesta al estrés en forma de halagos.** "Ay, no". ¡No quieres que todo el mundo se enfade contigo! Ni siquiera intentas solucionar el problema porque tienes una imperante necesidad de acudir a alguien. ¿Quizá deberías hablar con tu jefe para ver de qué humor está hoy por si esto empeora? ¿Tal vez deberías llamar a alguien de informática? Seguro que ellos saben más que tú. Llamas de inmediato. Pides disculpas por hacerles perder el tiempo, elogias sus habilidades y les das las gracias por rescatarte antes incluso de que revisen el ordenador.

Para ser honestos, es probable que la mayoría de nosotros hayamos respondido con todas las anteriores a un problema relacionado con el ordenador en un momento u otro. Evolucionamos para sobrevivir utilizando estas estrategias por una buena razón. Son flexibles y brillantes cuando nos enfrentamos a un peligro real. Sin embargo, la desregulación se convierte en un conflicto cuando no sabemos cómo ajustar la intensidad de nuestra respuesta al estrés y así recuperar de forma eficaz la sensación de seguridad. Cuando vamos a tener una cita o a hacer una presentación, debemos ser capaces de regular nuestras respuestas para que no repercutan negativamente en nuestros objetivos.

Los estados de tu sistema nervioso autónomo

Jada, la repostera con dudas, reaccionó a los factores de estrés que suponían poner en marcha su negocio con una respuesta de inmovilización. Se sentía abrumada y no era capaz de dar los pasos necesarios para alcanzar sus objetivos. Sus pensamientos reflejaban este estado: "Tengo que hacerlo, pero no puedo". Desde el punto de vista de la teoría polivagal, no estaba simplemente postergando las cosas; estaba bloqueada porque su sistema nervioso autónomo estaba desregulado y aún no tenía las herramientas adecuadas para restablecerlo. Nuestro sistema nervioso autónomo se divide en tres partes:

1. **Sistema vagal dorsal.** También llamado "complejo vagal dorsal", es tu sistema más primitivo. Al igual que el freno de mano de tu coche, este te paraliza cuando te enfrentas a una amenaza y no puedes escapar. Los signos de que se encuentra activo son la sensación de impotencia, la fatiga, el letargo, la depresión, la disociación, el pensamiento nublado, la procrastinación, la desconexión y los desmayos. Cuando esto ocurre, significa que tu sistema nervioso está hipoactivo y puedes sentir tu cuerpo entumecido e incluso frío.

2. **Sistema simpático.** Al igual que el acelerador del coche, este sistema te moviliza. Te ayuda a luchar o a huir ante el peligro. Cuando se activa, puedes sentir enfado, rabia, ansiedad o inquietud. En este estado, tu sistema nervioso está hiperactivo, e incluso puedes sentirte físicamente acalorado o ruborizado.

3. **Sistema vagal ventral.** Este es tu último sistema. A veces se denomina "complejo vagal ventral" o "sistema de interacción social". Es como cuando frenas suavemente el coche cuando ves una playa bonita que quieres visitar y decides reducir la velocidad y aparcar. Cuando este sistema se activa, te sientes seguro, conectado y presente. En este estado, te sientes bien y es probable que tu cuerpo se se encuentre en la temperatura justa, en lugar de demasiado frío o acalorado.

Mientras que tu sistema nervioso autónomo se compone de dos ramificaciones (simpática y parasimpática), el nervio vago de la ramificación parasimpática tiene dos vías: dorsal y ventral. Es posible que hayas oído hablar de este nervio en los últimos años, a medida que la mejora del tono vagal ha ido ganando popularidad. Esto último consiste esencialmente en realizar prácticas como tararear y darse baños helados para regular el sistema nervioso. El trauma provoca un sistema vagal ventral hipoactivo, por eso son tan importantes las actividades que fomenten la energía vagal ventral. Antes de sumergirte en agua helada, veamos qué estrategias pueden ser las más adecuadas para ti en función de tu forma de acercarte a la manifestación.

¿Qué tipo de manifestador eres?

Para ayudarte a comprender cómo podría estar afectando tu sistema nervioso a tus esfuerzos por manifestar objetivos importantes y en qué estrategias deberías centrarte, lee las siguientes descripciones de los tipos de manifestadores y reflexiona con cuál de ellos te identificas más.

El soñador. Tu imaginación es tu refugio. Te atraen la visualización, los tableros de visión y la meditación. Tienes grandes sueños, pero pueden abrumarte. Tu estilo de apego es más evasivo y crees que debes hacerlo todo tú solo (aprenderás más sobre los estilos de apego en el capítulo 5). El resultado es que nadie sabe cuando tienes dificultades. La verdad es que te cuesta poner en marcha tus planes. Tiendes a quedarte atascado en un estado vagal dorsal con regularidad y podrías beneficiarte de prácticas ventrales que te ayuden a aceptar apoyo o ayuda y a dar pequeños pasos constantes para alcanzar tus objetivos.

El ambicioso. Te encanta tomar acción y puedes progresar rápidamente. Escuchas pódcasts motivacionales mientras haces ejercicio y te gusta probar diferentes trucos de vida. Siempre estás en movimiento, pero a veces tus acciones tienen consecuencias negativas. Tu estilo de apego es más ansioso y tiendes a intentar controlar las situaciones en lugar de dejar que las cosas sucedan. En ocasiones, das demasiada prioridad a la consecución de objetivos, lo que te lleva a tener problemas en las relaciones, a sentirte culpable y a padecer fatiga suprarrenal. Pasas mucho tiempo en un estado simpático y padeces lo que suele denominarse "impulso traumático", una motivación alimentada por el miedo. Podrías beneficiarte de prácticas vagales ventrales que te ayuden a reducir el ritmo de forma segura, a equilibrarte y recuperarte del estrés.

El manifestador complejo. Tienes inclinaciones tanto soñadoras como ambiciosas y, a veces, esto te resulta confuso e intenso. Tu estilo de apego tiende a la desorganización. Debido a que cambias rápidamente entre estados simpáticos y dorsales, tus resultados de manifestación son mixtos. En un momento persigues tus objetivos y al siguiente te sientes absorbido por la desesperación y la inercia. Tu forma de pensar también depende de tu estado y puede ser extrema: un minuto idealizas las cosas y todas te parecen buenas, pero enseguida las devalúas o las satanizas y piensas que son malas. Esto crea una dinámica de tira y afloja que puede dificultar que persistas en aquello que manifiestas. Podrías beneficiarte de prácticas vagales ventrales que te ayuden a encontrar seguridad en cada estado y te permitan estabilizarte y ver las cosas como una combinación de ambas características.

El autosanador. Constantemente realizas prácticas que te ayudan a aumentar el tono vagal, pero no eres perfeccionista al respecto. Usas la imaginación para soñar en grande y pasar a la acción cuando es necesario. Te gusta tomarte tiempo para estar a solas y así poder conectar con tu proceso de sanación. Procuras estar con personas que sean buenas para tu sistema nervioso, y tu enfoque en las relaciones es "regular antes de comunicar". Trabajas activamente para desarrollar un estilo de apego seguro. Confías en ti mismo y eres resiliente. Tu disposición a comprometerte con la sanación, aunque esta sea muy lenta, te facilita manifestar las cosas que quieres en la vida porque solo son un reflejo de en quién te has convertido.

Si lo de la autosanación te suena un tanto inalcanzable, no te desanimes. Muchas personas con traumas se identificarán con alguna de las otras categorías al comenzar su viaje de sanación. El tipo autosanador es el objetivo de este libro, independientemente de dónde te encuentres ahora. Al practicar las técnicas, te encaminas a sanar y transformar tu vida para que coincida con tus sueños.

Técnicas de regulación

La práctica de regulación del sistema nervioso a utilizar dependerá del estado en el que te encuentres. Esto significa que, cuando te halles en un estado simpático, deberás priorizar estrategias para reducir la actividad de tu sistema nervioso; en cambio, cuando estés en un estado dorsal, deberás optar por herramientas para estimularlo. Si tienes antecedentes traumáticos, es posible que a lo largo del día osciles entre simpático y dorsal. Emplea la herramienta que necesites para tu estado actual. Intenta llevar un registro de aquellas que te funcionan para poder usarlas de nuevo. Recuerda que estos métodos requieren práctica. No esperes a ahogarte para aprender a nadar. Lo mejor es practicar poco, pero de forma constante.

Recibir la desregulación con compasión y curiosidad

Independientemente de si utilizas estrategias para reducir la actividad de tu sistema nervioso o para estimularlo, considera que la vergüenza y la autocrítica suelen acompañar a las reacciones de supervivencia. Prueba la siguiente práctica que adapté del trabajo bien documentado de la doctora Kristin Neff y el doctor Chris Germer sobre la autocompasión consciente para ayudarte a salir del estado de desregulación y de la necesidad de estar a la defensiva con el fin de entrar en un estado de regulación y seguridad.[2]

La próxima vez que te sientas alterado y desregulado, tómate un momento para apartarte de la experiencia y ser amable contigo mismo. Date cuenta de que estás intranquilo y repítete las siguientes frases:

1. Me siento desregulado.
2. La desregulación es parte de la vida.
3. Puedo ser amable conmigo mismo durante la desregulación.

Siéntete libre de cambiar las palabras para ver cuáles resuenan contigo. El objetivo de este ejercicio es que tomes conciencia de los momentos de angustia y tengas autocompasión. Así es como empezarás a hacerte amigo de tu sistema nervioso. Las siguientes actividades te darán más ideas para fomentar la energía ventral vagal (sentimientos de seguridad) en los episodios de desregulación.

Grounding

El *grounding* es una habilidad esencial para realizar cualquier trabajo de sanación. Se refiere a estar presente en tu cuerpo en el aquí y el ahora. Cuando te sientes desregulado y desconectado, puedes entrar en pánico o disociarte. Practica este ejercicio con regularidad para que se convierta en una herramienta a la que puedas acceder fácilmente cuando la necesites.

1. Siéntate en una silla y conecta con la sensación de tus pies sobre el suelo.
2. Mueve los dedos de los pies y luego presiona los pies contra el suelo.
3. Mueve la cabeza (no solo los ojos) para mirar alrededor de la habitación y nombra cinco cosas que veas.
4. Nombra cuatro cosas que oigas. Pueden ser el aire acondicionado, la radio, un pájaro o una podadora.
5. Nombra tres cosas que notes. Quizá sea la suavidad de tu suéter, tu botella de agua fría o el suelo bajo tus pies.
6. Puedes seguir adentrándote en tus sentidos nombrando las cosas que huelas o saborees.

Prácticas de regulación para reducir la actividad de tu sistema nervioso desde un estado simpático

Exhalación prolongada

Al sistema nervioso autónomo le afecta la velocidad de la respiración. Si es agitada y las exhalaciones son incompletas, significa que te encuentras en un estado simpático. En cambio, si las inhalaciones son incompletas, entonces estás en un estado dorsal. Numerosos estudios han demostrado que las exhalaciones prolongadas estimulan nuestro nervio vago y le indican a nuestro sistema nervioso que estamos a salvo.[3] Este ejercicio de respiración está diseñado para ayudar a desacelerarte. Pruébalo en momentos de estrés.

1. Inhala por la nariz contando hasta cuatro. Asegúrate de que sea una respiración profunda que llene el diafragma.
2. Exhala por la boca contando hasta ocho. Asegúrate de que la exhalación sea completa.
3. Si puedes, deja caer los hombros y libera la tensión del cuerpo durante las exhalaciones.
4. Repítelo unas cuatro veces.

Frío

El sistema nervioso autónomo también se ve afectado por la temperatura. Para regularlo desde un estado simpático, intenta utilizar diferentes métodos que impliquen cosas frías. Cuando estés estresado, prueba estas estrategias para calmarlo:

- Échate agua fría en la cara.
- Sostén hielos o una botella de agua fría en las manos.
- Ponte una compresa fría en la frente o en la nuca.
- Bebe agua helada.
- Toma un poco de aire fresco.

Movimiento

Los estados simpáticos te aportan energía para movilizarte, lo que significa que utilizarla intencionalmente en tu cuerpo puede ser regulador. Según sea el contexto, estos movimientos pueden ser más pequeños (como el uso de juguetes antiestrés en la escuela o el trabajo) o mucho más grandes (es decir, que involucren el cuerpo completo, como correr o bailar). Experimenta con diferentes actividades físicas que liberen la energía simpática de forma segura para ver cuáles te funcionan mejor.

Limpiar u ordenar

Limpiar puede ser una forma productiva de liberar energía simpática y sentirse organizado por dentro y por fuera. Elige una habitación o un cajón y empieza a limpiar.

Cantar o tararear

Cantar y tararear estimulan el nervio vago y te ayudan a sentirte regulado.

Corregulación

Las neuronas espejo de nuestro cerebro nos permiten sentir una gran empatía por los demás. De igual forma, nos brindan la capacidad de dejarnos influir por el estado de regulación de otra persona. Para practicar esta habilidad, piensa en tus seres queridos o en mascotas que suelan estar bien regulados y tengan mucha energía vagal ventral. La próxima vez que te sientas estresado, prueba una de estas estrategias:

- Llama a un amigo comprensivo y pídele que te brinde un espacio seguro (que te escuche sin intentar arreglar las cosas).
- Abraza a tu mascota o visita un refugio de animales.
- Pasea a tu perro o utiliza una aplicación para convertirte en paseador ocasional (recibirás muchas sonrisas amistosas de otros amantes de los perros cuando los pasees).
- Si es posible, programa una cita con tu terapeuta.

Prácticas de regulación para estimular tu sistema nervioso desde un estado dorsal

Movimiento imaginado

Cuando nos encontramos en un estado dorsal, los movimientos deben ser lentos y suaves para no entrar accidentalmente de golpe en estado simpático. Si te resulta difícil moverte, intenta imaginarte haciéndolo de formas que sean agradables para ti. Por ejemplo, puedes sentarte en el sofá, pero pensar que estás patinando sobre hielo o caminando por la playa. Juega con este ejercicio para ver qué te funciona mejor.

Siéntate sobre una pelota de ejercicio

Si te sientes preparado para actividades suaves, prueba sentarte sobre una pelota de ejercicio. Los pequeños movimientos continuos pueden evitar que sigas adentrándote en un estado dorsal.

Usa una mecedora

Por algo las mecedoras y los balancines son tan populares entre los padres primerizos. El balanceo suave calma a los bebés y, por lo visto, también a los adultos. Si te parece una buena idea, considera la posibilidad de comprar una mecedora, un balancín o un columpio.

Paseo tranquilo

Si sientes que esto te ayudaría a regularte, sal a dar un paseo tranquilo. Es una forma estupenda de conectar con la tierra y, posiblemente, de corregularte si estás con un perro, con una persona comprensiva o en la naturaleza (para mucha gente, la naturaleza es un gran apoyo).

Utiliza el calor

El calor es una forma intuitiva para disipar una respuesta de bloqueo. He aquí algunas estrategias para utilizar la temperatura en un estado dorsal.

- Bebe una taza de té caliente.
- Toma una ducha caliente.
- Ponte un suéter que abrigue.
- Acurrúcate bajo las mantas (a algunas personas les gusta usar mantas con peso).

Rezo o meditación

El rezo y la meditación pueden conectarnos con una sensación de seguridad física y emocional. Si este es tu caso, tómate un momento para hacer alguna de estas actividades cuando tu nivel de energía empiece a bajar a dorsal. Considera que no todas las meditaciones contemplan los traumas, así que no pasa nada si decides no hacerlas (y conectar con la tierra) porque te sientes alterado por algún ejercicio de la meditación.

Corregulación

Salir de un estado dorsal conectando con los demás puede ser muy eficaz. Sin embargo, cuando te encuentras imbuido en él, puede ser muy difícil expresarse verbalmente. A menudo, lo mejor es buscar a personas que sean comprensivas y se limiten a estar presentes contigo o te permitan comunicarte a tu propio ritmo. Aquí tienes algunas ideas sutiles para regularte:

- Empieza imaginando que estás cerca de alguien comprensivo.
- Ve a una cafetería o librería donde haya otras personas, sin tener que interactuar con ellas.
- Mira una película o pasea con un amigo o familiar.
- Envíale un mensaje o llama a alguien que pueda apoyarte.
- Acaricia a un animal.
- Programa una cita con tu terapeuta si te es posible.

Haz una lista de tus recursos vagales ventrales

Todos tenemos cosas que nos proporcionan momentos de seguridad. Retomando tu diario, haz una lista de las personas, mascotas, figuras espirituales, lugares, actividades, cosas y recursos somáticos que te brindan esa sensación. Para este ejercicio, puedes descargar la hoja en inglés que se encuentra en la página web del libro, http://www.newharbinger.com/53042. Aquí tienes un ejemplo de cómo podría ser tu lista:

Personas, mascotas o figuras espirituales o religiosas (elige las que te parezcan seguras y reguladoras):
1. Mi perro
2. Mi prima, porque es muy buena escuchando
3. Mi guía espiritual

Lugares:
1. La playa
2. Una librería o cafetería en concreto
3. Senderos naturales

Actividades:
1. Caminar
2. Leer
3. Dibujar

Cosas:
1. Mis series favoritas
2. Mis cuarzos
3. El té

Recursos somáticos:
1. Respiración profunda
2. Abrazarme a mí mismo
3. Poner la mano sobre mi corazón

Sé creativo y combina actividades reguladoras si te resulta útil. Por ejemplo, puedes dar un paseo mientras escuchas un pódcast motivacional. O puedes tomar un té caliente y acurrucarte bajo las cobijas. Las combinaciones son infinitas y las estrategias aquí enumeradas no son exhaustivas en absoluto.

Lo importante es tomarse en serio la regulación. No es egoísta cuidar de tu sistema nervioso. Sin embargo, tampoco te sientas culpable si no practicas todas las actividades. Si te das cuenta de que evitas alguna de ellas, prueba con otra hasta que encuentres la que mejor se adapte a ti. Elígelas de manera intencional, según lo que necesites en ese momento, ya sea para ayudarte a reducir la actividad de tu sistema nervioso o para estimularlo.

Cómo la regulación cambia tu forma de pensar

La regulación del sistema nervioso no solo te ayuda a dar pasos productivos para alcanzar tus objetivos, sino que también cambia tu forma de pensar. Según la teoría polivagal, tus pensamientos son el resultado del estado de tu sistema nervioso. La terapeuta Deb Dana resume esta idea con la frase "La historia sigue al estado",[4] es decir que puedes ver en qué estado te encuentras observando tus pensamientos. En uno simpático, serán ansiosos, catastrofistas o agresivos. En uno dorsal, serán pesimistas, desesperanzadores, impotentes y apáticos. En uno ventral, serán de apoyo, validación y esperanza, ingeniosos y resilientes.

Generalmente, en las prácticas de manifestación se hace hincapié en la importancia del pensamiento positivo, lo cual puede estresarnos. La creencia de que debemos pensar positivamente o de lo contrario nunca manifestaremos nuestros deseos puede desregularnos fácilmente y hacer que los pensamientos positivos sean inaccesibles. Sin embargo, no es que debamos esforzarnos por ellos. En realidad, es más importante centrarse en regular nuestro sistema nervioso para que podamos disfrutar de los beneficios de lo que me gusta llamar "pensamiento de apoyo". Este surge de forma natural cuando estamos en un estado ventral vagal. El pensamiento de apoyo suena como:

- ¡Yo puedo!
- Estaré bien pase lo que pase.
- Entiendo perfectamente por qué esto es difícil para mí, y soy compasivo conmigo mismo.
- Sé que tengo los recursos para hacer frente a esto.
- Sé a quién acudir cuando necesito ayuda.
- Tiene sentido que me sienta así.
- Pongo límites porque también me preocupo por mí.
- Me gusta cuidar de mí mismo.
- Hay muchas maneras de conseguir lo que necesito y quiero.
- Puedo lograrlo.
- ¡Lo he conseguido!

Como puedes ver, la regulación de tu sistema nervioso puede ayudarte a tener pensamientos más "positivos" sin un esfuerzo mental ni estrés adicional. Y, puesto que los sentimientos de impotencia aumentan el estrés, saber que puedes practicar de manera exitosa estas estrategias puede incrementar tu confianza y disminuir la tensión. Diversos estudios han demostrado que, si confías en tu capacidad para gestionar el estrés, te sentirás menos estresado.[5]

En otras palabras, hacerse amigo de tu sistema nervioso es un poderoso método para manifestar tus objetivos con más optimismo, resiliencia y facilidad.

Diferencias entre regulación y evasión

Regular el sistema nervioso implica el uso consciente de estrategias idóneas para contrarrestar las alteraciones involuntarias. Si no las practicas, tu desregulación se intensificará o terminarás involucrándote en actividades que solo te ayudarán a evadir los sentimientos que se desencadenen. Puede que se trate de tranquilizarte con comida, pornografía, sustancias, compras, ejercicio excesivo o cualquier otra cosa; de un modo u otro, encontrarás maneras de gestionar la desregulación. Sin embargo, las herramientas de este capítulo requieren tomar decisiones, por lo tanto, son formas saludables de afrontamiento activo y sanación.

Sin estrategias de regulación, sería difícil enfrentarse a las sensaciones que se desencadenan cuando se experimenta una neurocepción de peligro. A continuación, aprenderás herramientas sensibles al trauma para estar presente con tus sentimientos y liberar el estrés y las emociones de tu cuerpo. Estas habilidades pueden ayudarte a desbloquear aquellas que afloran de manera inevitable cuando persigues tus sueños.

Ideas clave

- Entender a tu sistema nervioso ayuda a reducir la vergüenza.
- Tu sistema nervioso autónomo es involuntario.

- Los traumas pueden provocar una desregulación crónica del sistema nervioso.
- Los estados de tu sistema nervioso influyen en tus pensamientos, sentimientos y comportamientos.
- Cuanto más seguro se sienta tu sistema nervioso, más alineado estará con tus objetivos.
- Cuanto más practiques las estrategias de regulación del sistema nervioso, más fácil te resultará avanzar satisfactoriamente hacia la vida de tus sueños.

Libera el estrés y los bloqueos emocionales que te impiden alcanzar tus objetivos

> Cada vez que te relajas y sueltas,
> una parte del dolor se va para siempre.
>
> Michael A. Singer, *La liberación del alma*

Me encanta cuando escucho una gran historia de manifestación exitosa. ¿Y a ti? Historias de personas que han utilizado prácticas como la visualización los tableros de visión para imaginar el futuro que querían y que después vivieron. Sobre todo, me gustan las que implican superar grandes obstáculos. Cuando termines de leer este libro, quiero eso para ti, que tengas tu propia historia de manifestación exitosa. Pero, para llegar ahí, es necesario entender la importancia de liberar las emociones estancadas.

Cuando nos encontramos en un estado de gran angustia y no somos capaces de liberar nuestras emociones, nuestro cuerpo tiende a retenerlas. Por ejemplo, si sufriste un asalto y no pudiste huir (o drenar el exceso de energía tras el incidente), el miedo y la necesidad de luchar o huir se quedarán bloqueados. La respuesta al estrés será incompleta y tendrás la impresión de que no has digèrido las sensaciones que experimentaste. Tu sistema nervioso actuará como si el trauma continuara, incluso años después. Como resultado, es posible que te vuelvas hipervigilante y que se active tu modo supervivencia, siempre a la espera del peligro y listo para pelear o escabullirte incluso en situaciones seguras. Por ello el trauma te hace sentir constantemente desregulado.

¿Qué pasaría si pudieras soltar de manera permanente parte de la energía de supervivencia (estrés y emociones estancadas) de tu cuerpo y ya no necesitaras regularte todo el tiempo? ¿Cómo alcanzarías tus objetivos si manifestar ya no implicara cargar con este tipo de energía?

Si quieres manifestar tus objetivos sin miedo, es importante que aprendas a liberarte. Cuanto más lo hagas, más seguro y resiliente te sentirás a la hora de alcanzar tus metas. Tu sistema nervioso estará regulado la mayor parte del tiempo y tus pensamientos serán naturalmente más favorables. En otras palabras, una vez que drenes las emociones estancadas, serás libre para crear nuevas experiencias.

Si estás tentado a saltarte este capítulo porque la idea de liberar emociones te resulta abrumadora, te entiendo. Durante mucho tiempo, yo también me negué a drenar sentimientos enquistados. Date un respiro. Lo creas o no, es saludable evitar hacerlo a menos que lo realices de forma segura. He visto a demasiados guías de retiros espirituales y *coaches* bienintencionados instruir a la gente para que indaguen en sus traumas más profundos, sientan sus emociones y las dejen salir. Sin embargo, en este capítulo, aprenderás por qué este enfoque puede ser perjudicial y aprenderás maneras más amables de liberar el estrés y las emociones estancadas. Descubrirás que esto no tiene por qué implicar una revisión cognitiva de tus traumas; puede hacerse estimulando suavemente el cuerpo. Esta es la esencia del procesamiento ascendente de la activación del estrés y las emociones.

Antes de continuar, comprueba si la siguiente lista de miedos comprensibles te está frenando a la hora de explorar la posibilidad de liberar tus emociones.

Inventario de evasión de descarga emocional

¿Qué miedos (válidos) te impiden intentar liberar tus emociones?

- Miedo a perder el control.
- Miedo a revivir el trauma.
- Miedo a sentirte abrumado.
- Miedo a disociar.
- Miedo a contactar con tus sensaciones corporales.
- Miedo a tener que hablar sobre tu trauma.
- Miedo a recordar el trauma.
- Miedo a no recordar el trauma (y dudar sobre si es válido).
- Miedo a la vergüenza (si hay otras personas cerca).
- Miedo a que una vez que empieces a sentirlo, nunca puedas parar.

Cuando aprendemos a liberar el estrés y las emociones de forma regulada, muchos de estos miedos disminuyen. Mediante un ritmo suave, podemos procesar todo esto somáticamente sin revivir traumas pasados y sin desregularnos. Para empezar, veamos cómo gestionar la intensidad de los sentimientos puede ayudarte a evitar sentirte abrumado.

Titulación: gestionar la intensidad de los sentimientos

Los terapeutas somáticos (que trabajan principalmente con el cuerpo) a menudo definen el trauma como algo que ocurre "con frecuencia, muy pronto o muy rápido" como para que nuestro sistema nervioso pueda gestionarlo. Por eso es tan importante ir despacio al sanarlo. El proceso de ir activando lentamente en el cuerpo una pequeña cantidad del trauma se llama "titulación".[1]

En química, la titulación consiste en mezclar dos productos diferentes gota a gota para evitar una reacción explosiva. Cada gota provoca una efervescencia, pero no una explosión. Poco a poco, se van acumulando y forman una nueva sustancia. En el campo médico, la titulación se refiere a tomar una dosis baja de un medicamento para ver cómo interactúa con el cuerpo; esto limita los posibles efectos secundarios mientras se encuentra la dosis adecuada. En la sanación del trauma, la titulación te invita a encontrar tu propio ritmo y darte espacio para sentir y liberar el estrés y las emociones de una manera regulada para no *desbordarte emocionalmente*, abrumarte y cerrarte. En lugar de ayudar, la sobrecarga del sistema nervioso a causa del desbordamiento emocional puede llevar a la retraumatización.

Básicamente, la titulación consiste en no abarcar más de lo que se puede gestionar. A medida que avances en este capítulo, irás retomando cantidades pequeñas y tolerables de activación del estrés o emoción. Necesitas permitirte hacer una pausa y asimilar el proceso. Por eso, a lo largo de tu viaje con este libro, trabajaremos con activaciones que solo estén ligeramente fuera de tu zona de confort. Las sensaciones pueden ser incómodas, pero no insoportables. No experimentarás angustia. Sin embargo, al desafiar los límites de tu zona de confort lograrás expandirla.

Tu capacidad para tolerar las emociones

Tu ventana de tolerancia es la capacidad de tu sistema nervioso para estar presente con emociones, sensaciones y experiencias sin activarse en exceso o cerrarse.[2] Básicamente, cuando estás en tu ventana de tolerancia, te sientes regulado y seguro. Estás en tu zona óptima de estimulación.

Sin embargo, cuando estás fuera de tu ventana de tolerancia, te sientes desregulado y entras en modo supervivencia. El córtex prefrontal se desconecta y dificulta el acceso a la claridad y a la comunicación. La parte racional de tu cerebro se vuelve inaccesible y la supervivencia toma el control. En este estado, es más probable que tus pensamientos tengan un sesgo negativo. Por eso, cuando estás fuera de tu ventana de tolerancia, es importante no creerlos, sino simplemente ser consciente de que los estás teniendo.

El efecto que la desregulación tiene sobre los procesos cognitivos es la razón principal por la que las enseñanzas tradicionales sobre la manifestación relacionadas con el pensamiento positivo tienden a quedarse cortas cuando estás fuera de tu ventana de tolerancia. Este enfoque considera que, para atraer resultados favorables, debes pensar siempre en positivo; sin embargo, esto es casi imposible en un estado desregulado. Por eso es mejor centrarse en la regulación que en el pensamiento positivo *per se*.

Cuanto más pequeña sea tu ventana de tolerancia, más fácil y con mayor frecuencia te desregularás. Por desgracia, los traumas provocan que esta se reduzca. La falta de sueño, los problemas de salud, las circunstancias adversas de la vida e incluso juzgar las emociones también pueden afectar su tamaño. Cualquier cosa que te ponga en modo supervivencia durante un periodo lo suficientemente largo puede estrecharla. Afortunadamente, se puede ampliar.

Para ello, es necesario comprenderla, lo cual, a su vez, te devolverá la sensación de control y autonomía. Te darás cuenta de cuándo entras y sales de ella y reconocerás cuándo es el momento de utilizar estrategias de regulación. También descubrirás que estar en ella mientras intentas trabajar con las emociones y liberarlas es importante. Para que sea sanador, debes estar lo suficientemente presente y regulado como para observar tus sentimientos sin sentirte abrumado por ellos. Mientras experimentas con los ejercicios de este capítulo, registra tu experiencia para asegurarte de que estás en tu ventana de tolerancia o solo ligeramente fuera de ella. Esto es vital para la autorregulación, y es algo que podrás aprender a hacer con la información y los métodos que te compartiré a continuación.

Los estados de tu sistema nervioso y cómo se perciben

Conozcamos mejor tu ventana de tolerancia. En la siguiente tabla, encontrarás algunos signos comunes de que estás empezando a desregularte. La columna central es tu zona óptima. Si caes en la hiperactivación o la hipoactivación, pueden surgir ciertos sentimientos. Detectar estas señales a tiempo facilitará infinitamente la autorregulación. En lugar de esperar a que la desregulación sea intensa, puedes identificar estas pistas y utilizar las estrategias que te compartiré más adelante para volver a tu ventana de tolerancia mucho más rápido.

Estados del sistema nervioso

Hiperactivación (simpático) "Demasiado calor"	Ventana de tolerancia (zona óptima de estimulación) (vagal ventral) "Punto óptimo"	Hipoactivación (dorsal vagal) "Demasiado frío"
Movilizado	Involucrado	Inmovilizado
Aumento del ritmo cardiaco	Ritmo cardiaco normal	Ritmo cardiaco lento
Respiración rápida y superficial	Respiración rítmica y profunda	Respiración lenta y superficial
Acalorado, ruborizado	Temperatura agradable	Frío
Desarraigado	Conectado con tu cuerpo	Desconectado de tu cuerpo
Ansioso, enfadado	Satisfecho	Deprimido
Tenso	Tranquilo	Adormecido
Alerta	Curioso	Apagado
Preocupado	Optimista	Desesperado, impotente
Necesidad de moverse o actuar	Capaz de actuar según las necesidades	Inerte, paralizado
Pensamientos erráticos, dificultad para concentrarse	Capaz de concentrarse y procesar información	Aturdido, distraído, incapaz de concentrarse o procesar información
Reactivo	Receptivo	Retraído

Cada vez que sientas que te estás saliendo de tu ventana de tolerancia, repasa las técnicas de *grounding* y regulación del capítulo 3 y utilízalas. Por ejemplo, cuando alguien mencione la próxima reunión familiar estresante, es posible que notes un aumento sutil en tu ritmo cardiaco. Esta es la señal para empezar a usar una estrategia de regulación —por ejemplo, la exhalación prolongada— con el fin de volver a tu ventana de tolerancia. Identificar estas señales requiere la capacidad de sentir lo que está ocurriendo en tu interior y es una habilidad que puedes desarrollar con un poco de práctica.

Siente lo que ocurre dentro de tu cuerpo

Tu capacidad para sentir o ser introspectivo y darte cuenta de tus estados internos se denomina interocepción. Ser consciente de cómo te sientes física y emocionalmente es importante para identificar, regular y liberar el estrés y las emociones. Sin embargo, el trauma puede provocar que resulte incómodo concentrarse en lo que ocurre dentro de nosotros. Nos desconectamos porque percibirlo todo puede ser abrumador y puede generarnos inseguridad cuando no tenemos estrategias de regulación para gestionarlo. Es comprensible que quieras trabajar la interocepción en pequeñas dosis y ser gentil contigo mismo cuando apenas estás comenzando en este proceso. Para intentarlo, tómate un momento y pregúntate:

- "¿Qué percibo que pasa en mi interior?".
- "¿Dónde siento las sensaciones que noto en mi cuerpo?".
- "¿Puedo describir esas sensaciones con palabras?".

La mejor manera de desarrollar la interocepción es empezar a percibir y nombrar las sensaciones físicas. Por ejemplo, el hambre, la sed, la fatiga, el letargo, la agitación, la inquietud, el sudor, el frío o el calor excesivos, el ritmo cardiaco acelerado o lento, la respiración superficial, la comodidad, la incomodidad, el dolor o la tensión. Ser consciente de la información que tu cuerpo pone a tu disposición puede ayudarte a identificar si estás dentro o fuera de tu ventana de tolerancia. Además, podrás discernir si el nivel de activación de tu cuerpo coincide con el nivel de peligro actual. Si te detienes a hacer esto, es posible que reconozcas que estás a salvo y que puedas concentrarte en la regulación en lugar de en la gestión de amenazas.

Cuando te concentras en tus sensaciones físicas, ayudas a liberar tensión en las zonas que albergan dolor emocional. Para hacer esto de una manera gradual, de modo que no resulte abrumador, vamos a utilizar una técnica suave llamada "pendulación".

Muévete suavemente entre el estrés y el apoyo

Imagínate el péndulo de un reloj oscilando de un lado a otro. Del mismo modo, la pendulación consiste en alternar tu conciencia interoceptiva entre la comodidad y la incomodidad del cuerpo.[3] También puede ser fluctuar intencionadamente entre la regulación y la desregulación de las emociones para liberarlas de forma segura, expandir tu ventana de tolerancia y aprender a volver a un estado regulado con facilidad.

En primer lugar, debes concentrarte en un área de tu cuerpo o un estado emocional que esté activado, tenso o que experimente aflicción. Escoge algo que sea razonable para que puedas desafiar y expandir tu ventana de tolerancia de manera gentil. Por ejemplo, en una escala del uno al diez, siendo diez "muy angustiante", podrías elegir una sensación que esté alrededor del tres o cuatro. Aunque este sentimiento solo te acompañará brevemente, debe ser algo tolerable. Gracias a esta práctica, con el tiempo expandirás tu ventana de tolerancia para poder gestionar emociones más intensas con comodidad.

En segundo lugar, deberás concentrarte en una zona de tu cuerpo que esté anclada, estable y sostenida. Suelen ser los pies, los glúteos o la espalda. Tómate un momento para sentir el lugar donde tu espalda o la parte trasera de tu cuerpo se juntan con la silla o donde tus pies tocan el suelo. Comprueba si esto te aporta la sensación emocional —es decir, la sensación basada en el sentimiento— de estar apoyado y enraizado. El doctor Peter Levine, experto en trauma y creador de la estrategia de la experiencia somática, llama a estas áreas "islas de seguridad".[4] Hacen que percibas tu cuerpo como un aliado en la etapa de recuperación. Cuantas más islas de seguridad encuentres, más reconstruirás la sensación de estabilidad en tu cuerpo y tus emociones (si lo prefieres, también puedes utilizar un elemento de tu lista de recursos vagales ventrales en lugar de un área de tu cuerpo).

La pendulación incluye la titulación, ya que te irás involucrando poco a poco con tus sentimientos. Esto puede lograrse turnando la atención entre una emoción perturbadora y un recurso regulador. Por ejemplo, puedes centrarte en la ansiedad de bajo nivel durante unos instantes, luego respirar profundamente unas cuantas veces con exhalaciones largas, después concentrarte en la ansiedad de nuevo, luego hacer exhalaciones lentas y largas, y así sucesivamente hasta que sientas que la activación del estrés se está drenando. Al hacer esto, estarás sanando a través de tu cuerpo mostrándole que es posible sentir y liberarse de forma segura.

En el siguiente ejercicio, aprenderás qué hacer cuando notes que se activa una sensación desagradable en tu cuerpo. Tendrás que alternar el enfoque entre la activación del estrés y el apoyo para aliviar la tensión y liberar las emociones de forma regulada. Mientras prestas atención a tus sentimientos, controla tu ventana de tolerancia y utiliza las técnicas del capítulo anterior si te sientes demasiado desregulado. El objetivo es entrar y salir ligeramente de tu ventana de tolerancia de manera intencionada para expandirla.

Moverse entre el estrés y el apoyo[5]

Este ejercicio no consiste en sumergirse en recuerdos traumáticos o sensaciones demasiado desagradables para tu cuerpo. Intenta dominar esta herramienta con emociones ligeras antes de pasar a algunas más densas (en este caso, puede que necesites la ayuda de un terapeuta para que te corregule mientras lo haces). Es una práctica amable para no abrumarte y evitar terminar protegiéndote de esos sentimientos. En lugar de eso, concéntrate en ir ganando poco a poco control sobre ellos. Por ahora, solo tienes que experimentar la incomodidad de manera gentil durante un momento.

1. Cuando estés listo, dirige la atención a una parte neutra o estable de tu cuerpo. Puede ser una zona que sientas sólida y anclada, como el lugar donde tus pies tocan el suelo o donde tu espalda roza la silla. Si lo prefieres, puedes utilizar un recurso regulador en lugar de un punto corporal: por ejemplo, una respiración lenta y profunda, una figura espiritual, la naturaleza o una mascota querida. También pue-

des poner en práctica alguno de los recursos ventrales de la lista del capítulo anterior.

2. Dedica unos minutos para sintonizar con la parte de tu cuerpo o con el recurso que hayas elegido. ¿Cómo lo percibes? Si es un recurso, ¿qué aspecto tiene? ¿Qué te gusta de él? Permítete establecer una conexión relajante y cómoda con aquello que hayas escogido.

3. A continuación, deja ir esta experiencia y empieza a notar si surge alguna emoción desagradable o si una parte de tu cuerpo se siente incómoda (si en cualquier momento te sientes abrumado, recuerda parar la práctica y hacer un ejercicio de *grounding* del capítulo 3).

4. Observa mentalmente si esta emoción o incomodidad física tiene algún color, tamaño, ubicación o forma. ¿Cómo podrías describirla? Deja que lleguen palabras a tu mente. Quédate con esta sensación por unos instantes (menos de un minuto). Cuando sientas que el malestar aumenta, pero sigue siendo gestionable, es el momento de desconectarte de él y reducir tu nivel de angustia.

5. Deja ir el malestar, concéntrate en la parte del cuerpo o el recurso estable y permite que te reconforte. Quédate con esta sensación todo el tiempo que te haga sentir bien.

6. ¡Buen trabajo! Te has contraído con una pequeña muestra de desregulación o malestar y te has expandido con un momento de regulación. Este ritmo de contracción y expansión desarrollará tu capacidad para permanecer ante emociones y sensaciones incómodas durante más tiempo sin abrumarte.

Después de practicar muchas veces este desplazamiento entre el estrés y el apoyo, es posible que desarrolles la capacidad de evaluar tu nivel de angustia y te permitas sentir un poco más de incomodidad o tolerarla durante más tiempo. A la postre, serás más resiliente, lo que te dará confianza en tu capacidad para enfrentar los desafíos durante tu camino de manifestación.

Estar presente más tiempo con los sentimientos

Las sustancias químicas asociadas a las emociones siguen su curso sorprendentemente rápido, tanto que su vida bioquímica es de alrededor de noventa segundos.[6] Una forma de verlo es que son como las olas: suben, llegan a su punto máximo y bajan. Lo que sube tiene que bajar. Si puedes surfear la ola de energía y sensaciones temporales, puedes liberar la emoción. Si te preguntas por qué rara vez lo sientes así, considera las tres razones principales por las cuales pueden durar más tiempo:

Luchas contra las emociones. Prolongas la experiencia fisiológica de las emociones cuando intentas reprimirlas o luchar contra ellas. Normalmente ocurre esto último si te han enseñado que son malas (como es el caso de la positividad tóxica) o si tienes un miedo muy válido a ser inundado por alguna de ellas debido a un trauma pasado. Esta es la razón por la que la titulación es tan importante y por la que necesitas trabajar para estar presente con tus sentimientos durante periodos más largos.

Creas historias sobre las emociones. Otra forma de prolongar la experiencia fisiológica de una emoción es crear una historia sobre ella. Aunque los sentimientos son mensajeros que te informan de lo que ocurre en tu interior y de lo que necesitas, es posible que no te enfoques en el mensaje como tal. En lugar de eso, tal vez te veas envuelto en una historia basada en la cascada de sustancias químicas del estrés que recorren tu cuerpo. Si estás triste, será más fácil que tu cerebro recurra a experiencias pasadas similares que influyan en tu percepción. Una vez que empiezas a pensar en la historia de fondo y en los viejos recuerdos que la desencadenaron, provocas más emociones. Por eso es importante crear cierta distancia y observarlas con atención (puedes encontrar ejemplos de cómo hacerlo en el capítulo 1). Cuando no te identificas en exceso con ellas, es más fácil resistir el impulso de crear una historia. Si te das cuenta de que estás haciéndolo, puedes decir la siguiente frase en voz alta: "Me estoy contando la historia de que…". Escuchar esto puede ayudarte a ser consciente de ella sin creértela y reproducirla repetidamente.

Puedes tener múltiples oleadas de emociones. Somos complejos, y no es raro experimentar varios sentimientos simultáneamente. Por ejemplo, puedes estar emocionado por empezar un nuevo proyecto y ansioso por todo el trabajo que conlleva. Una vez activadas, las múltiples oleadas de emociones durarán unos noventa segundos, aunque seas capaz de sentirlas plenamente y liberarlas.

Considera que sentarse con una emoción requiere presencia. El objetivo es observar la oleada en tu cuerpo sin reaccionar ante tus sentimientos ni crear una historia sobre ellos. Entonces, si permaneces regulado, podrás acercarte a ellos con curiosidad y comprensión. Este debe ser nuestro objetivo, por ello estamos trabajando para aumentar tu ventana de tolerancia a través de la pendulación con sensaciones de seguridad.

Si tienes un pasado traumático, simplemente intenta estar presente con tus sentimientos durante periodos más largos después de haber trabajado en la expansión de tu ventana de tolerancia durante un tiempo. Aunque estés empezando a dominar la regulación de tu sistema nervioso, es posible que todavía necesites a un terapeuta que te ayude a corregular aquellas emociones relacionadas con recuerdos traumáticos, puesto que gestionarlos suele requerir tratamientos más intensivos y estructurados. Permanece atento a tu ventana de tolerancia si estás considerando poner en práctica estos ejercicios y vuelve a las técnicas de *grounding* cada vez que te sientas abrumado.

Seguro que has escuchado hablar de lo beneficiosa que es la meditación de atención plena para la salud mental, incluida la gestión del agobio. Sin embargo, numerosas investigaciones han demostrado que puede tener efectos adversos, especialmente para los supervivientes de algún trauma. Por desgracia, esta práctica, sobre todo en retiros, puede ser retraumatizante para estas personas, ya que promueve estar presente con sensaciones y sentimientos durante periodos de tiempo largos. Según un estudio, el 58 % de los individuos que meditan presentó al menos un efecto adverso,[7] tales como *flashbacks*, disociación, bloqueo emocional, depresión, ansiedad, trastornos del sueño, pesadillas, trastornos cognitivos o retraimiento social.[8] Si estás pensando en ir a un retiro, busca opciones que incluyan instructores sensibles al trauma. También puedes llevar un seguimiento de tu nivel de angustia y utilizar herramientas para volver a tu ventana de tolerancia. Cuanto más entiendas el trauma, más fácil te resultará reducir la vergüenza en torno a la desregulación y desarrollar confianza en tu capacidad para afrontarlo y sanar.

Aunque procesar y liberar emociones parezca sencillo, se trata de una práctica avanzada. Primero lee el siguiente ejercicio e inténtalo solo si tu ventana de tolerancia se ha expandido a través de la pendulación y ahora puedes sobrellevar más incomodidad. Incluso entonces, la elección es extremadamente importante para la sanación del trauma. Si experimentas angustia, debes saber que puedes detener la práctica en cualquier momento y utilizar una herramienta de *grounding* para volver a tu ventana de tolerancia. A pesar de los comentarios que puedas haber escuchado sobre la necesidad de estar presente con las emociones, aferrarse a ellas hasta el punto de la desregulación no es útil, así que, por favor, sé amable contigo mismo.

Procesar y liberar una emoción

Mientras te encuentres en un estado regulado, estar presente con las emociones puede ayudarte a aprender que son experiencias temporales que pueden tolerarse y liberarse.

1. Puedes cerrar los ojos si te sientes cómodo.
2. Cuando estés listo, observa si hay alguna emoción presente.
3. ¿Puedes ponerle nombre? (por ejemplo, tristeza, irritabilidad, ansiedad, enfado, resentimiento, culpa).
4. ¿Sientes esa emoción en alguna parte de tu cuerpo?
5. ¿Qué aspecto tiene? ¿Tiene algún color, tamaño o forma?
6. Permite que el sentimiento se mantenga ahí sin amplificarlo. Recuerda observar y estar con él, no dentro de él.
7. Respira lentamente desde el diafragma. Prolonga tus exhalaciones.

8. Despierta tu curiosidad. ¿Puedes imaginar que la emoción es una ola? Deja que suba, alcance su punto máximo y baje con tu respiración rítmica y lenta.

9. Si quieres, piensa en tu propio y sabio ser superior. Imagina que te apoya ayudándote a observar la ola.

10. Sigue respirando lenta y profundamente mientras la surfeas y dejas que siga su curso. Sabrás que es así porque te sentirás más ligero y relajado (más abajo encontrarás una lista detallada de signos de liberación).

11. Cuando estés preparado, abre los ojos y vuelve a orientarte suavemente en la habitación.

Puedes escuchar una grabación en inglés de este ejercicio en la página web del libro, http://www.newharbinger.com/53042.

Ahora que has leído este ejercicio, es posible que te estés preguntando qué ocurre cuando una emoción sigue su curso y la liberas. ¿Cómo sabes si realmente has sacado de tu cuerpo la energía estancada? Sigue leyendo.

Señales de que realmente estás liberando emociones

Cualquiera de las prácticas de este capítulo puede provocar una liberación emocional. A continuación, se listan algunas señales fisiológicas de que tu cuerpo está descargando estrés y drenando sentimientos.[9] Algunas son muy sutiles (como bostezar) y otras son más notorias (como llorar).

- Lágrimas
- Un gran suspiro
- Risa
- Calor
- Sudor
- Escalofríos
- Temblores
- Bostezos
- Respiraciones más completas y profundas
- Relajación muscular
- Una sensación de alivio
- Una sensación de seguridad o comodidad
- Una sensación de amplitud o expansión

Liberar una emoción puede durar desde unos segundos hasta unos minutos. Mientras te mantengas dentro del rango de tu ventana de tolerancia, será un proceso saludable y regulado. Una vez que lo hayas logrado, puedes detener el ejercicio en el que estés trabajando. Recuerda que siempre puedes realizarlo en otro momento, ya que se trata de una habilidad que puedes seguir utilizando y desarrollando. Algunos días será más fácil liberar una emoción que otros. No te desanimes si no siempre notas alguna señal de que lo has conseguido. Estás haciendo un gran trabajo al crear un repertorio de prácticas para mejorar tu salud emocional.

Liberar estrés y tensión acumulados

Como las emociones y el cuerpo están entrelazados, cuando trabajas en uno, trabajas en el otro. Una de mis estrategias favoritas para liberar el estrés diario es simplemente inspeccionar mi cuerpo en busca de zonas que se encuentren tensas y utilizar la respiración profunda y la relajación para liberar esas sensaciones. Esta práctica se conoce como la inspección corporal de los "fideos mojados", porque después el cuerpo se siente muy relajado y suelto.[10] Estas son algunas estrategias adicionales para aquello que no se ha asimilado y drenado por completo:

Movimientos amplios para liberar las respuestas al estrés

Recuerda los cuatro tipos de respuestas al estrés del capítulo 3. La de pelea suele asociarse al enfado y se siente más en los brazos. La huida se relaciona con la ansiedad y se percibe más en las piernas. La inmovilización suele desconectarnos o entumecernos cuando la resistencia parece inútil, y notas cómo te pesa el cuerpo. Por último, halagar es responder a una amenaza (real o aparente) intentando agradar o ser de utilidad.

Si te parece bien, explora con amabilidad estos movimientos para liberar respuestas de estrés que puedan estar estancadas. Recuerda que se puede ir lento y, si lo necesitas, date espacio para conectarte a la tierra o a zonas de tu cuerpo que sientas estables. En algún momento, es posible que notes una sensación de culminación o liberación. Aquí tienes movimientos para cada una de las respuestas al estrés:

Pelea. Empuja las manos contra una pared. O cierra los puños y luego sacude las manos. A continuación, respira profundamente cinco veces con exhalaciones largas.

Huida. Sacude tu cuerpo cuando estés ansioso. Esto es lo que hacen los animales en la naturaleza después de huir de un depredador. Te ayudará a completar el impulso natural de correr o escapar (advertencia: aunque este ejercicio ha cobrado popularidad para liberar emociones atascadas, es importante tomar consciencia al hacerlo y evitar prolongarlo durante mucho tiempo, así lograrás una liberación segura que esté dentro de tu ventana de tolerancia y no aumentarás la activación y la ansiedad). Disminuye la velocidad del movimiento y detente después de unos segundos.

Inmovilización. Utiliza una práctica de estimulación bilateral amplia con palmadas suaves en el cuerpo para liberar una respuesta de inmovilización. Mantén ambos brazos por encima de la cabeza. Luego balancea rítmicamente un brazo llevándolo abajo (hacia el costado) mientras te das golpecitos en la parte externa del muslo y después vuelve a subirlo. Ahora cambia y mueve el otro brazo hacia abajo. Mantén un buen ritmo mientras respiras de manera lenta e intencionada. Hazlo despacio durante unos minutos.

Halagar. Entrelaza los dedos detrás de la nuca. Mantén los codos abiertos. Inhala. Exhala y encorva la espalda mientras llevas los codos hacia delante y la cabeza hacia abajo. Después, inhala y abre bien los codos al tiempo que llevas la cabeza hacia arriba. Luego, expande el pecho y mira hacia delante. Repítelo varias veces y, para acabar, deja los hombros hacia atrás mientras adoptas una postura segura y te imaginas tomando las riendas de tu poder.

Liberando la energía emocional estancada a través de los objetos

Una vez que empieces a liberar el estrés y las emociones de tu cuerpo, probablemente descubrirás que sentirte más ligero te permite notar los objetos que guardan una energía pesada en tu casa.

Tal vez sean fotos o recuerdos visibles que ya no resuenan con lo que estás intentando manifestar. Quizá sea ropa que ya no te gusta o demasiado desorden que te impide avanzar. Es un buen momento para empezar a liberarte de la energía emocional que cargas y dejar espacio para algo nuevo.

Puedes utilizar el popular método de organización de Marie Kondo para deshacerte de todo lo que no te "genere alegría".[11] Esto te ayudará a liberarte de todo lo que contenga energía pesada. Tómate tu tiempo para hacer montones de cosas para donar, descartar y conservar. Sea cual sea la técnica que utilices para ordenar, conviértela en un ritual significativo que demuestre tu voluntad de crecer y rodearte de objetos que reflejen tu nueva energía.

Mientras liberas energía vieja y te preparas para que algo nuevo llegue a tu vida, puede que experimentes un fenómeno al que los manifestadores se refieren como "pruebas". A continuación, vamos a romper un poco los mitos en torno a la idea de que el universo te está poniendo a prueba y a verlo desde la perspectiva del trauma.

Desmontando mitos sobre la manifestación: "El universo te está poniendo a prueba"

Existe la creencia de que el universo te pone a prueba para ver si vuelves a caer en viejos patrones cuando intentas manifestar algo nuevo. Por desgracia, la idea de que pueda estar evaluándote (o peor aún, engañándote) puede ser perturbadora para los supervivientes de un trauma. Sin embargo, hay otra forma de ver estas supuestas pruebas. A veces, cuando intentamos activamente manifestar un objetivo, se nos presentan oportunidades que parecen buenas pero que no son del todo saludables para nosotros. Tal vez sea un ex o un antiguo trabajo que parecen haber mejorado. Quizá es un nuevo interés romántico o una oportunidad laboral que suena bien, pero en realidad es muy similar a nuestros patrones del pasado. Queremos que funcione, pero en el fondo sabemos que no nos conviene. Para lograr manifestar con éxito no tienes que creer que el universo te está poniendo a prueba para ver si caes en la trampa o si estás preparado para avanzar; en lugar de eso, puedes verlo como un viejo patrón que viene a decir adiós mientras te liberas energéticamente de él. ¡Despídete y sigue avanzando!

Ahora que has comenzado el proceso de liberar emociones estancadas que pueden bloquear la manifestación, vas a explorar la verdadera raíz de muchas de ellas: las heridas de apego. Tus heridas de la infancia pueden crear patrones de comportamiento que interfieren con la manifestación porque sigues preocupado por sobrevivir en lugar de prosperar. El próximo capítulo te ayudará a liberarte y a encontrar la seguridad interior.

Ideas clave

- El trauma puede hacer que las emociones se queden estancadas en nuestro cuerpo.
- Nuestra ventana de tolerancia es la clave para regular las emociones.
- Cuando liberamos emociones de manera controlada, nos sentimos más ligeros.
- Cuando nos sentimos más seguros y ligeros, hacemos sitio para manifestar algo nuevo.

Capítulo 5

Reparentalízate para lograr un estilo de apego seguro

La receta para seguir adelante
es ser conscientes de que
podemos convertirnos en nuestro
propio padre sabio, aquel que
no tuvimos en la infancia.

Doctora Nicole LePera, *How to Do the Work*

Carolyn tenía un patrón: se sacrificaba para que todo el mundo a su alrededor estuviera a gusto. En el trabajo, se sentía responsable del estado de ánimo de su responsable, así que se esforzaba al máximo para complacerlo. En casa, se centraba en la estabilidad de su matrimonio; a menudo sentía ansiedad y evitaba los conflictos a toda costa. Tenía problemas para establecerles límites a sus hijos, y no se daba cuenta de que, con su actitud excesivamente servil y aprensiva, lo único que conseguía era alejarlos más. De niña, Carolyn no mantuvo una relación estable con sus padres. Ambos estaban demasiado preocupados por los problemas que atravesaba su matrimonio, de modo que la calidez y atención que le brindaban a su hija era intermitente. Un día, su padre abandonó el hogar sin más y se mudó al otro lado del país con una compañera del trabajo. Carolyn no se percató de cuánto había influido su miedo al abandono en sus relaciones y objetivos hasta que sus hijos fueron a la universidad. Comenzó a dar más independencia a su marido e hijos y a ocuparse de sus propias necesidades, incluyendo su salud. Incluso logró un objetivo que siempre había postergado: ponerse en forma y hacer caminatas por Europa, como la peregrinación del Camino de Santiago por el norte de España.

Los traumas, sobre todo aquellos desencadenados por las relaciones en la infancia, pueden provocar que te centres en otras personas para gestionar las amenazas y conservar la seguridad. La sanación es una invitación a que cuides de ti mismo y a que aprendas a sentirte seguro desde tu interior. Claro que las relaciones importan, y debemos buscar unas que apoyen este proceso, pero tu relación contigo mismo es primordial, porque tiene el poder de sanar tu pasado y manifestar tu futuro. Incluso de adulto, nunca es demasiado tarde para reconocer tus necesidades no cubiertas de la infancia y comenzar a hacerlo. Así, podrás cambiar la trayectoria de tu vida, lo que te permitirá liberarte de viejos patrones que ya no te sirven y alcanzar niveles de manifestación que no creíste posibles. En lugar de prestar atención a aquellas cosas que no puedes controlar (otras personas) y sentirte abandonado, puedes reconectar con tu propio sentido de autonomía y poder.

Es importante comprender a la versión más joven de ti que se centra en los demás para conservar la seguridad. Tiene sentido que te hayas convertido en alguien demasiado pendiente de la conexión y la desconexión si, durante la infancia, tu supervivencia dependía de unos cuidadores impredecibles, negligentes o imprudentes. Probablemente tuviste que estar atento a los demás —alerta a sus estados de ánimo y conductas— para poder evaluar la situación y si estarías o no a salvo o si se cubrirían tus necesidades. No obstante, como adulto, puedes crear patrones nuevos. ¿Qué quiere decir esto desde un punto de vista práctico? Significa que, si, por ejemplo, una expareja o alguien que te criticó en redes sociales te provoca, no vas a seguir el viejo camino de obsesionarte con ellos y dudar de tu valía. Más bien, desviarás toda esa atención para apoyarte a ti mismo y convertirte en el principal cuidador de tus heridas. Puedes hacer lo que el doctor Richard Schwartz —quien propuso la terapia de los sistemas de la familia interna para tratar los traumas— llama "una media vuelta o un giro radical hacia ti".[1] Esto te permitirá interesarte por tus reacciones y comprenderlas en lugar de enfocarte en las conductas de otras personas.

Creo que, con la práctica suficiente, este cambio te ayudará a evitar activar las vías neuronales responsables del autoabandono. Este tipo de compromiso exige bastante trabajo, y no lo sugiero a la ligera. Sé lo difícil que es usar la fuerza voluntad para cambiar una respuesta ante un trauma y no te pediré que lo hagas en ninguna otra parte del libro. Hace falta un esfuerzo intencional para modificar patrones que han estado arraigados por tanto tiempo. Sin embargo, este es importante. Marcará la diferencia entre vivir en un nivel de supervivencia, aferrándote a fuentes externas de seguridad, y vivir en un nivel de confianza en ti mismo y valía personal gracias a la seguridad dentro de ti.

Si eres como Carolyn, es posible que te centres demasiado en los demás y eso sea perjudicial para ti. Dependiendo de cuál sea tu estilo de apego, puede que esto ocurra en tu vida cotidiana o en tu imaginación. Asimismo, puede implicar que trates de mantener cerca a otras personas o que las alejes, o ambas cosas. La siguiente lista puede ayudarte a identificar si esto representa un problema para ti:

- ¿Sigues la actividad de tus exparejas en las redes sociales?
- ¿Inviertes demasiado tiempo o energía ayudando a los demás?
- ¿Tienes una fantasía ligada a una pareja "perfecta" a la que aún no conoces?
- ¿Te obsesionas con la educación de tus hijos?
- ¿Eres excesivamente celoso?
- ¿Fantaseas con las relaciones pero evitas la intimidad en la vida real?
- ¿Buscas constantemente la aprobación o la admiración de los demás?
- ¿Te obsesionas con tu pareja?
- ¿Eres un hiperpadre o un padre sobreprotector?
- ¿Compites con la gente en las redes sociales?
- ¿Intentas controlar las emociones de los demás?
- ¿Te obsesionas con alguien a quien idealizas, idolatras o envidias?
- ¿Crees que las necesidades de los demás son más importantes que las tuyas?
- ¿Tienes problemas para establecer límites y cumplirlos?
- En tu mente, ¿intentas salir victorioso en las discusiones con otras personas?
- ¿Criticas o culpas a los demás en exceso?
- ¿Fantaseas con que alguien te rescate?
- ¿Intentas demostrar tu valía a personas que te hicieron daño?
- ¿Tratas de sanar a personas que te hirieron?
- ¿Intentas que sanen aquellas personas que te dañaron?

Si has experimentado la mayoría de las situaciones anteriores, es probable que dediques mucho tiempo y energía a intentar gestionar la cercanía de las personas para sentirte seguro. Centrarte en los demás de forma excesiva puede impedirte observar aquello que realmente subyace: cada una de estas reacciones es una respuesta de lucha, huida, parálisis o fusión ante el trauma, y todas son intentos de sobrellevar la desregulación que proviene de las heridas de apego de la infancia. Este comportamiento suele ser indicador de un estilo de apego inseguro.

¿Qué es un estilo de apego?

Tu estilo de apego es la forma en la que te enfrentas a la conexión y la cercanía. Se basa en las experiencias con tus cuidadores y puede ser un reflejo de la manera en la que aprendiste a sobrellevar sus limitaciones. Como dependías de ellos en la infancia, posiblemente te adaptaste incluso a situaciones intolerables con tal de sobrevivir. Existen cuatro estilos de apego; uno se considera seguro, y los otros tres, inseguros. Veamos las características de cada de ellos y cómo se desarrollan.

Apego seguro

De acuerdo con el doctor Daniel Siegel, el apego seguro se fomenta al sentirse reconocido, reconfortado, protegido y a salvo.[2] Si este es tu estilo de apego, probablemente tus cuidadores te prestaban atención y valoraban tus sentimientos. Estaban disponibles en el plano emocional y te cuidaban. Aunque no eran perfectos, sabías que podían reparar la relación cuando surgían conflictos. Por muy intensas que fueran tus emociones, te sentías aliviado porque podían corregularte de manera saludable. Al haber experimentado esta clase de vínculo, es posible que te sientas cómodo con la conexión con otros, pero también con el hecho de estar solo. Quizá no consideres que establecer relaciones es algo complicado, y eres alguien flexible y en quien se puede confiar. Te comunicas de una forma adecuada y no le temes al compromiso. Puedes ver las cosas desde distintas perspectivas e imaginar varias posibilidades. En definitiva, tu sensación de seguridad te permite dar y recibir amor con comodidad.

En lo relativo al sistema nervioso y a manifestar, este estilo de apego es predominantemente vagal ventral. Te sientes regulado la mayor parte del tiempo y, por lo general, tu forma de manifestar es segura y resiliente. Como puedes cambiar tu estilo de apego cuando sanas (lo que se llama "estilo de apego aprendido"), este suele identificarse con el tipo de manifestador autosanador.

Apego ansioso

Si tienes un estilo de apego ansioso, probablemente tus cuidadores eran inconstantes o impredecibles. A veces te prestaban atención, pero en otros momentos estaban distraídos, no podías fiarte de ellos o eran intrusivos. En consecuencia, no estabas seguro de si te querían o de si cubrirían tus necesidades. Si este es tu estilo, probablemente estés demasiado pendiente de cualquier señal de rechazo o pérdida de conexión. Te obsesionan las relaciones y crees que debes trabajar mucho para mantenerlas. Te preocupa que cualquier acto insignificante las arruine y vives con el miedo al abandono. Necesitas reafirmaciones y te cuesta estar solo.

En lo relativo al sistema nervioso y a manifestar, el apego ansioso tiende a la desregulación y se considera predominantemente simpático. Se ajusta más al tipo de manifestador ambicioso, que se esfuerza en extremo, se preocupa demasiado por sus objetivos y quiere controlar los resultados.

Apego evitativo

Si tu estilo de apego es evitativo, probablemente tuviste cuidadores negligentes que quizá solían rechazarte. No te brindaron apoyo emocional ni seguridad. Sin embargo, puede que estuvieran más presentes a la hora de enseñarte una tarea. Al no tener cubiertas tus necesidades, desarrollaste desconfianza y autosuficiencia extrema. Si este es tu caso, es posible que valores la independencia y los límites. No obstante, esto no significa que no desees relaciones y conexión. Más bien, indica que tienes problemas con la vulnerabilidad y te distancias de los demás para sentirte a salvo. Como las conexiones te parecen abrumadoras, tus conductas promueven lo contrario; por ejemplo, devalúas a los demás, te distraes con actividades y fantaseas con un romance "perfecto".

En lo relativo al sistema nervioso y a manifestar, el apego evitativo tiende hacia la desregulación y se considera predominantemente vagal dorsal. Se ajusta más al tipo de manifestador soñador, quien suele sentirse estancado, fantasea con resultados perfectos y tiene dificultades para actuar y pedir ayuda para alcanzar sus objetivos.

Apego desorganizado

Si tu estilo de apego es desorganizado, es probable que tus cuidadores fueran una fuente de angustia o miedo extremos. Quizá te hayan maltratado o tal vez lidiaban con problemas de salud mental que provocaron que tuvieran miedo o fueran temibles. Para tu sistema nervioso y tu cerebro en desarrollo, esto trajo como consecuencia que se activaran dos circuitos opuestos: uno que te impulsa a alejarte de la amenaza y otro que te induce a buscar a tu figura de apego para que te tranquilice y proteja. Esto es confuso, porque no puedes huir de una persona y a la vez correr hacia ella. Si este es tu caso, posiblemente experimentas cambios extremos entre comportamientos de apego ansioso y de apego evitativo. A menudo te sientes amenazado e inseguro alrededor de los demás. Tiendes a desarrollar relaciones de amor-odio y te cuesta sentirte estable contigo mismo.

En lo relativo al sistema nervioso y a manifestar, el apego desorganizado presenta una desregulación crónica en forma de cambios extremos y repentinos de la activación del sistema nervioso. No predomina ni el simpático ni el dorsal, sino que existe una oscilación entre ambos. Esto se traduce en aumentos y disminuciones de energía, a menudo como respuesta a los detonantes de las relaciones. El apego desorganizado se ajusta más al tipo de manifestador complejo, quien busca desesperadamente alcanzar sus objetivos, aunque al mismo tiempo se siente indefenso y ansioso por lograrlos.

Encuentra tu sentido propio

Si tu estilo de apego es inseguro, no eres el único. En Estados Unidos, aproximadamente el 50 % de la población lo experimenta.[3] Afortunadamente, puedes sanar este trauma y desarrollar lo que se denomina un "apego seguro aprendido". Una de las formas más eficaces de lograrlo es darle sentido a tu pasado y a la manera en que te afectó. Como indica el doctor Daniel Siegel:

"Cuando creamos una historia sobre quiénes somos, unimos el pasado y el presente para poder convertirnos en el autor activo de un posible futuro".[4]

Quizá creciste en un entorno inseguro; sin embargo, puedes construir una historia segura, es decir, puedes comprender lo que te ocurrió y cómo eso afecta a tu estilo de apego hoy en día. Esto puede ser relevante a la hora de manifestar. Si puedes mirar hacia el pasado con algo de claridad, tal vez puedas reconocer qué necesidades no fueron cubiertas. Si te ocupas de ellas en la actualidad, puedes crear el futuro que deseas.

A manera de ejemplo, veamos cómo Aditi creó un futuro más brillante al reflexionar sobre su historia. Durante mucho tiempo, evitó indagar en su vida interior, porque le resultaba difícil recordar partes de su infancia. En su viaje de sanación, aprendió formas seguras de conectar con sus sensaciones, emociones y, por último, con algunos recuerdos. Se dio cuenta de que su estilo de apego era desorganizado, y que eso explicaba por qué tenía problemas de desregulación emocional, establecía relaciones intensas pero breves, se disociaba a menudo y tenía lapsus de memoria. Sus padres fueron crueles y, en ocasiones, violentos físicamente. Sabía que no habían sido perfectos, sin embargo, ya podía identificarlos como maltratadores. Esta nueva narrativa la liberó de años de culparse a sí misma, estrategia de supervivencia que había desarrollado para mantener una conexión con las figuras de apego de las cuales no le quedó más remedio que depender cuando niña. Aunque esta historia requirió cierto grado de procesamiento y duelo, permitió que una versión más joven de sí misma al fin se sintiera reconocida. Aditi se comprometió más que nunca a ayudar a sus versiones más jóvenes a sentirse seguras y tranquilas mediante límites protectores y regulación emocional. Esto, a su vez, contribuyó a que forjara relaciones más sanas y tuviera un mayor equilibrio emocional.

Comprender tu estilo de apego puede resultar beneficioso, aunque puede ser complicado contemplar todo tu historial de apegos de golpe cuando llevas una pesada carga de traumas a cuestas. El siguiente ejercicio de escritura en un diario está diseñado para ayudarte a darle sentido a tu estilo de apego. Úsalo si consideras que tienes los recursos suficientes, pero tómate un descanso si las preguntas te desregulan. Si este ejercicio te afecta demasiado, quizá sea mejor que te lo saltes.

Tus necesidades de apego

Este ejercicio de escritura en un diario te invita a explorar si tus necesidades de apego se cubrieron durante tu infancia y con qué estilo te identificas. Utiliza tu diario para responder las siguientes preguntas:

1. ¿En tu infancia, te sentías reconocido, seguro o reconfortado por quienes te cuidaban?
2. ¿Sabes por qué tus cuidadores actuaban de esa forma? ¿Tienes conocimiento de alguna herida del linaje?
3. ¿Con qué estilo de apego te identificas más?
4. ¿Cómo influyó tu infancia en este estilo?

Echar la vista atrás para observar tus experiencias familiares durante tu infancia puede ayudarte a comprender a los padres que tuviste y a los que necesitaste. Probablemente existan partes más jóvenes de ti que sigan anhelando sentirse reconocidas, seguras, reconfortadas y protegidas. Prestémosles atención.

Ser el padre que necesitabas

El proceso de sintonizarte con tus necesidades no cubiertas y ocuparte de ellas tú mismo se denomina "reparentalización". En el capítulo 1, te expliqué que puedes ser un testigo imparcial de tu experiencia. Has trabajado en tu capacidad para observar tus pensamientos y emociones de forma consciente. Al despertar esta perspectiva de testigo, estás en el camino para aprovechar un aspecto eterno e inmóvil de ti mismo que puede ser tu fuente de reparentalización. Se trata de tu *yo* interno, el cual es un pozo de sabiduría. Suele recibir muchos nombres, por ejemplo: "tu *yo* central", "tu auténtico ser", "tu ser adulto", "tu ser divino", "tu ser interior", "tu alma" y, en el modelo de terapia de los sistemas de la familia interna (IFS), tu *yo*. En los IFS, el *yo* es una esencia divina innata dentro de cada uno de nosotros. No es necesario cultivarla y no se puede dañar. No solo queda intacta a pesar del trauma, sino que puede ser una fuente para sanarlo. El desarrollador de los IFS, el doctor Richard Schwartz, explica que el *yo* puede contemplar tus experiencias internas, pero no estará feliz con quedarse observándolas pasivamente.[5] Cuando accedes a tu *yo*, te percatas de que quiere ayudarte. Quiere sanarte.

Si anclas la conciencia a tu *yo*, puedes encarnar sus cualidades, que son las siguientes:

- Curiosidad
- Confianza
- Calma
- Comprensión
- Creatividad
- Coraje

- Claridad
- Conexión

Cuando experimentas estas cualidades, tienes lo que se llama "energía propia". Es cuando estás en un estado vagal ventral y te sientes a salvo. Para reparentalizar las partes más jóvenes de ti mismo que están heridas —lo que a veces se denomina tu niño interior—, debes tener suficiente energía propia. El objetivo de los IFS es acceder a ella con mayor frecuencia hasta alcanzar la autonomía. Esto significa que tu *yo* se ha convertido en el padre interno sabio para todas las distintas partes de tu personalidad. Hablaremos más sobre ellas en los dos capítulos siguientes —incluido el hecho de que estén estresadas por los traumas y cómo intervienen a la hora de manifestar nuestros objetivos. Por ahora, es importante que comprendas que el *yo* es una fuente natural de reparentalización y sanación. Por eso, a veces los IFS se describen como un trabajo de apego interno. El apego seguro puede provenir de él cuando confías en que tu *yo* te cuide.

¿Cómo puedes acceder a la energía propia y demostrarle a tu niño interior herido que ahora puede contar contigo? Un punto de partida son las prácticas de regulación del sistema nervioso. Cuando te des cuenta de que te sientes desregulado, atiende con delicadeza todas las necesidades que puedan surgir.

Por ejemplo, supongamos que acabas de recibir un correo electrónico de rechazo de una universidad o un trabajo en el que habías puesto todo tu corazón. Te sientes profundamente herido y te das cuenta de que te estás saliendo de tu ventana de tolerancia. Sientes la necesidad de centrarte en exceso en los demás y de despreciar la empresa o la universidad y a todo aquel a quien decidan aceptar o contratar. Pero luego recuerdas que es mejor respirar profundamente unas cuantas veces y reparentalizarte. Para satisfacer tu necesidad de sentirte visto, aceptas y validas tus sentimientos de decepción. Después, decides calmarte haciendo algo bueno para ti. Puedes leer unos cuantos capítulos de una buena novela de fantasía y, más tarde, salir a caminar. Para sentirte seguro, te recuerdas a ti mismo que eres una persona muy hábil y que seguirás enviando solicitudes. El rechazo todavía duele, pero te sientes más seguro al saber que puedes cuidar bien de ti mismo.

Este es un ejercicio que te ayudará:

Seguridad desde el interior hacia el exterior

Cuando te sientas sobrepasado y tengas el impulso de centrarte demasiado en otra persona, intenta interrumpir este patrón y dar media vuelta. Fíjate en si surge alguna necesidad relacionada con la seguridad. Con amabilidad y comprensión, vuelve a centrarte en ti mismo y en tus versiones más jóvenes, que necesitan seguridad en este momento. Hazte las siguientes preguntas y comprueba si existe alguna acción saludable que puedas llevar a cabo para atender una necesidad insatisfecha:

- ¿Cómo puedo ayudarme a sentirme visto ahora mismo? (por ejemplo, centra tu atención en tu niño interior en lugar de en la persona que te provocó).
- ¿Cómo puedo ayudarme a sentirme apreciado y escuchado ahora mismo? (por ejemplo, dile a una parte ansiosa de ti mismo que tiene razón y que la comprendes).
- ¿Cómo puedo ayudarme a sentirme seguro y protegido ahora mismo? (por ejemplo, establece y cumple un límite necesario con alguien).

> - ¿Cómo puedo ayudarme a sentirme calmado ahora mismo? (por ejemplo, toma un par de respiraciones profundas, haz estiramientos y ejercicios de relajación para liberar las tensiones del cuerpo).
> - ¿Cómo puedo ayudarme a reparentalizarme? (por ejemplo, recuérdale a tu niño interior que puede contar contigo para que no se sienta abandonado y solo).

En cuanto adquieras el hábito de acceder a tu *yo*, cuando regules tu sistema nervioso y utilices esta herramienta para reparentalizar a tu niño interior, puede que te preguntes si es posible confiar en algo más allá de esta esencia divina…, quizá en algo más grande, como tu relación con el universo.

Tu estilo de apego con el universo

La psicología tradicional tiende a centrarse en nuestro estilo de apego con nuestros cuidadores principales. Sin embargo, existe todo un corpus de investigaciones psicológicas que estudian nuestro estilo de apego con lo divino. En estos estudios, a menudo se le conoce como "apego divino" o "apego a Dios". Por mi parte, en este libro usaré estos términos y "apego con el universo" indistintamente.

Si tienes un estilo de apego seguro, contestarás con un rotundo sí a la famosa pregunta de Einstein: "¿El universo es amigable?". Te sientes seguro y confías en un universo benevolente. Los estudios indican que estas personas tienen más probabilidades de declarar un apego seguro con Dios.[6] Lo ven como algo disponible y receptivo, y recurren a él en tiempos de angustia. También obtienen su confianza para explorar el mundo.

Sin embargo, si tu estilo de apego es inseguro, hay dos modelos bien estudiados, aunque contradictorios, sobre la forma en la que te apegas al universo. El primero de ellos, llamado "la hipótesis de la correspondencia", afirma que tu estilo de apego determina aquel que sostienes con el universo. Si tienes un estilo de apego ansioso, por ejemplo, tu relación con el universo será igual. El segundo se denomina "hipótesis de la compensación". De acuerdo con él, tu apego hacia el universo subsana el apego humano inseguro, es decir, que puedes tener un apego seguro con el universo aunque no haya sido así con tus cuidadores. Existen cuatro motivos por los que podrías recurrir al universo como una figura de apego sustituta:[7]

1. Sufriste un trauma o estrés graves y sentías que tus figuras de apego no eran las indicadas para ayudarte.
2. Tu principal figura de apego no estaba disponible, sobre todo como resultado de una pérdida, muerte, divorcio o separación.
3. Tienes antecedentes de apego inseguro en la infancia y, por tanto, buscas al universo como una figura de apego sustituta.
4. Como adulto, tienes un estilo de apego inseguro en las relaciones amorosas y recurres al universo porque no estás satisfecho con ellas.

Si el universo es una figura de apego sustituta para ti, no eres el único. Se trata de la fuente de seguridad definitiva a la que acude mucha gente, pero eso no significa que sea menos real. La pregunta más importante para tu sanación es si tu relación con él es útil. ¿Con qué estilo de apego te identificas más?

- Si crees que el universo está disponible y es receptivo, probablemente tengas un apego seguro con él.
- Si tu estilo de apego con el universo es ansioso, tienes más probabilidades de verlo como algo que no siempre está disponible ni es receptivo. Buscas conexión, pero te preocupa si podrás contar o no con él.
- Si tienes un estilo de apego evitativo con el universo, probablemente lo veas como algo distante e inaccesible. No te sientes apoyado emocionalmente por él y tiendes a arreglártelas por tu cuenta.
- Si se trata de un estilo de apego desorganizado, a veces lo ves como disponible y receptivo y otras como algo distante e inaccesible. Te cuesta muchísimo confiar en que es un refugio seguro para ti.

Ten en cuenta que tu estilo de apego hacia los humanos y el universo no son diagnósticos. Son modelos flexibles sobre la forma en la que tratas de cubrir tus necesidades, así que pueden transformarse. Por ejemplo, existen innumerables estudios que demuestran que quienes desarrollaron un estilo de apego inseguro con sus cuidadores durante la infancia tienen más probabilidades de sufrir cambios espirituales drásticos y repentinos en la edad adulta y convertirse a nuevas religiones o a la espiritualidad de la nueva era.[8] Normalmente, quienes se identifican con esta última tuvieron un estilo de apego inseguro con sus cuidadores en la niñez.[9] Dicho de otro modo, si no satisficieron tus necesidades de apego cuando eras pequeño, puede que busques de manera activa una relación más comprensiva con el universo al convertirte en adulto.

No obstante, aunque llegues a formar una relación sana con él, habrá veces que, durante tu camino hacia la sanación o manifestación, te cueste lidiar con él. En el ámbito de la investigación, se les llama "luchas religiosas o espirituales". Algunas de las mujeres que participaron en mi tesis doctoral sobre la infertilidad y la espiritualidad tenían este tipo de conflicto. Se sentían enfadadas y traicionadas o castigadas por lo divino debido a su incapacidad para quedarse embarazadas. Probablemente tú también te hayas sentido así. Tal vez llevas tanto tiempo esperando a que algo se manifieste que tu conexión con el universo no es, en tu caso, una relación de apoyo. Puede que hayas perdido la confianza o quizá nunca creíste en él.

¿Cómo puedes comenzar a reconstruir o recrear tu relación con el universo? ¿Cómo podrías experimentar la confianza absoluta de un apego seguro? Tras dos décadas trabajando con personas que tienen problemas espirituales y tras haberlos padecido yo misma, descubrí que las claves para sanar la relación son la conexión y la disculpa.

Conexión

Para establecer una relación segura con el universo, necesitas la sensación emocional de la conexión con él. No se trata simplemente de un pensamiento, sino de una sensación en tu ser y en tu cuerpo. Una de las mejores formas de experimentarla es en la naturaleza. Y es así aunque no nos guste estar al aire libre. Cuando era adolescente y vivía en el centro de la ciudad, me encantaba mirar al cielo cuando las cosas se ponían difíciles y observar el misterio: las nubes que flotan o las estrellas que brillan a lo lejos, apenas perceptibles entre las luces nocturnas. Cualquier cosa que me recordara que había algo más grande que yo.

En *Awe: The New Science of Everyday Wonder and How It Can Transform Your Life*, el escritor y psicólogo Dacher Keltner, profesor de la Universidad de California, Berkeley, define el asombro como "la sensación de estar frente a algo tan vasto que supera tu comprensión actual del mundo".[10] Aunque en la mayoría de las ocasiones el asombro suele asociarse a una experiencia espiritual o religiosa, en realidad es la forma en la que te sientes cuando algo te sorprende. Es una sensación emocional porque suele ir acompañada de respuestas corporales como lágrimas, escalofríos y gestos de interés o de admiración. A pesar de que son fugaces, estos momentos de trascendencia pueden tener un gran impacto en tu salud física y mental y en tu conexión con lo Divino. De acuerdo con Keltner, los estadounidenses suelen experimentar dicha conexión al enfrentarse a los misterios de la naturaleza. Quizá te sientas guiado por las corrientes de un río o te permitas fundirte en un prado verde un día soleado. Todo aquello que te haga sentir más cercano y, si es posible, abrazado por el universo, puede despertar eso en ti.

Disculpa

Si verdaderamente sostienes una relación con el universo, entonces la experiencia de disculpa es necesaria para fortalecer la seguridad. Cuando estés teniendo problemas con la espiritualidad, sobre todo porque te esté costando manifestar algo importante para ti, te propongo lo siguiente: si no puedes encontrar al universo, pídele que él te encuentre a ti. Da igual lo enfadado, resentido o distante que hayas estado con él, podrá soportarlo. Puedes decirle que te decepcionó y ofrecerle una disculpa. Puede tratarse de un diálogo interno o una oración, o llorar de rodillas si es lo que necesitas. Puedes decirle: "universo, necesito que hagas las paces conmigo y me demuestres tu capacidad de reparar nuestro vínculo". Después, déjalo ir. Mantente receptivo, pero no esperes ninguna respuesta en concreto. Yo utilizo esta técnica con moderación; sin embargo, me ha proporcionado unos resultados increíbles, a veces milagrosos, en poco tiempo. El universo responderá, quizá mediante una conversación con un desconocido que te cambiará la vida o mediante una solución repentina a un problema que parecía irremediable. Tal vez con una experiencia de asombro colmada de lágrimas que te deje sin palabras. Cuando estés listo, simplemente pídele al universo que te encuentre.

Relaciones sanas

El doctor y escritor Gabor Maté señala que "la seguridad no es la ausencia de amenaza, sino la presencia de conexión".[11] Para sentirte seguro, es importante comenzar a conectar contigo mismo, con el universo —si es posible—, y con las demás personas que te apoyan. Con el tiempo, estas conexiones pueden transformar tu estilo de apego.

Las relaciones sanas con las personas que te apoyan son una parte importante de la ecuación, pero pueden ser difíciles de gestionar. Sobre todo porque si tienes un trauma relacionado con el apego es posible que no te interesen. Probablemente gravitarás hacia relaciones perjudiciales, porque te resultan conocidas, y confundir lo conocido con lo seguro es natural. Además, quizá una versión más joven de ti misma desea tener una experiencia correctiva.

Desafortunadamente, las relaciones perjudiciales pocas veces ofrecen la sanación que necesitas. Al contrario, podrías acabar en un vínculo traumático, al cual te apegues demasiado y seas leal debido a tus heridas de apego. Perdido en la esperanza, puede que te aferres al potencial de la otra persona de amarte como es debido mientras esperas un milagro. Probablemente los demás vean su conducta hiriente tal y como es, pero puede que tú solo veas a su niño interior herido y lo utilices para justificar su comportamiento. Sin embargo, la gente no verá al tuyo y no podrán cubrir tus necesidades emocionales.

Si te resulta difícil elegir relaciones sanas, ha llegado la hora de dar media vuelta e interceder por tu niño interior herido. ¿De qué tipo de personas necesita rodearse para prosperar, para sentirse visto, escuchado y seguro? Si no se están cubriendo ninguna de estas necesidades, es importante que revises tus vínculos. ¿Debes aprender a pedir lo que quieres? ¿Establecer límites? ¿Buscar tiempo para estar con amigos? ¿Añadir a un terapeuta o personas coherentes en tu vida? ¿O considerar la posibilidad de abandonar relaciones tóxicas? (por favor, no dudes en buscar ayuda de profesionales si este es tu caso, porque salir de ellas es especialmente peligroso).

Al fin y al cabo, tus relaciones reflejan tus estrategias de adaptación, las cuales pueden o no seguir funcionando para ti. Aprender a identificar tus necesidades te ayudará a determinar si es necesario hacer cambios. En el próximo capítulo, hablaremos de las cosas que tu niño interior herido sigue necesitando y exploraremos las formas en que utiliza la manifestación para tratar de cubrirlas. Y, por supuesto, hablaremos de la manera en la que la reparentalización puede ayudarte a corregir el curso cuando los deseos de tu niño interior herido conducen a patrones perjudiciales.

Ideas clave

- Tu estilo de apego no es un diagnóstico, así que puede cambiar.
- Prestar atención a tus necesidades de sentirte visto, a salvo y en calma forma parte de tu reparentalización.
- Puedes trabajar en tu apego con el universo si conectas con él en la naturaleza y le pides que se relacione contigo tras ofrecerle disculpas.
- Las relaciones de apoyo son una parte importante para desarrollar un estilo de apego seguro.

Capítulo 6

Descubre lo que tu niño interior desea que manifiestes

Los lazos tóxicos socavan
y debilitan nuestra visión de lo
que es posible en nuestra vida.

KATHERINE WOODWARD THOMAS, *Calling in "The One"*

Marissa ansiaba volver con su ex. En lugar de centrarse en lo violento que era con sus palabras y en su inaccesibilidad emocional, recordaba cómo se sentía cuando él la "bombardeaba de amor". Echaba de menos los halagos y la atención, y se convenció a sí misma de que si él volvía y se quedaba, demostraría que ella era capaz de ser amada. Un día, vio un vídeo que explicaba una manera para atraer a tu ex. Era una práctica de manifestación llamada "método del susurro". Este consiste en visualizarte caminando hacia tu "P. C.", o persona concreta —normalmente un ex o alguien de quien estás enamorado—, y susurrarle una orden al oído, por ejemplo, "Me encuentras irresistible". Tras hacerlo, le das un beso en la mejilla y te alejas sin mirar atrás. Aunque una vocecita interior le decía a Marissa que regresar con su ex era una mala idea, probó el método de inmediato. Para su sorpresa, él le envió un mensaje dos días después, desesperado por volver a reunirse.

A Marissa le llevó menos de una semana darse cuenta de que su exnovio no había cambiado nada. Repitió el patrón de romper y volver durante meses antes de sentirse lista para cerrar el ciclo. En cuanto lo hizo, decidió dejar de usar el método del susurro. En su lugar, quiso manifestar una relación saludable y se centró en sanar para dejar de anhelar relaciones tóxicas. Un año después, comenzó a salir con hombres que la valoraban y la trataban con respeto.

Casi todos sabemos lo que se siente al desear algo que no es bueno para nosotros: es embriagador. No estás seguro de por qué lo anhelas, pero la urgencia por poseerlo recorre tu cuerpo de una forma asombrosa. Quizá quieres salir con ese chico tan atractivo que conociste por internet, aunque te haya demostrado que carece de empatía. O tal vez quieres ese empleo de gran responsabilidad, aunque odias el trabajo diario que conlleva. A lo mejor quieres hacer unos viajes extravagantes para impresionar a tus amigos, aunque eso signifique endeudarte. Estos son los objetivos que vimos en el capítulo 2: aquellos basados en las heridas. Racionalmente, puede que comprendas que los propósitos basados en valores te harían más feliz, pero es posible que algo en tu interior siga decantándose por los otros.

Es importante descubrir de dónde provienen esos objetivos basados en heridas, para que no te pases años tratando de obtener cosas que solo te limitan. En cuanto comiences a investigar, es probable que encuentres el origen de tus patrones y deseos estancados: tu niño interior herido.

Manifestar no siempre consiste en prácticas de visualización divertidas, rituales bajo la luz de la luna y peticiones al universo. A veces se trata de entrar en tu mente inconsciente para dejar ir lo que te está impidiendo prosperar. Tu niño interior herido es la parte más profunda de ti, por esta razón acceder a él puede resultar abrumador. Por eso vamos a ir construyendo poco a poco una relación con él. En primer lugar, veamos qué es de verdad tu niño interior.

¿Qué es exactamente tu niño interior?

Cuando hablo de él, en realidad me estoy refiriendo a múltiples partes de un niño interior o niños interiores. Estas son las versiones más jóvenes de ti. Quizá se trata de ti a los cinco años, a los diez o a los dieciséis. Es más fácil reconocerlas cuando algo te provoca. Por ejemplo, a lo mejor te das cuenta de que, cuando ocurre algo estresante, de pronto te sientes como un bebé asustado o un adolescente enfadado. En esos momentos, retrocedes emocionalmente a una edad o etapa más tempranas. Por eso puede ser útil preguntarte: "¿De qué edad me siento ahora mismo?" cuando te sientas abrumado. En cuanto reconozcas cada una de ellas, quizá podrías preguntarte: "¿Qué parte de mí se ha activado ahora mismo?".

Existen numerosos modelos psicológicos que afirman que nuestra personalidad está dividida en varias "partes" o subpersonalidades. Atenderlas es lo que se denomina "trabajo de partes". El modelo de sistemas de la familia interna (IFS) las explica con claridad y propone un camino muy potente para sanar. Quizá recuerdes el *yo* de los IFS del capítulo 5. Es la parte central de quien eres y puede reparentalizar a todas las demás, incluido tu niño interior. Además del *yo*, hay dos categorías de acuerdo con los IFS: las partes protectoras y las partes exiliadas. Como verás, todas ellas son como los miembros de una familia con sus propios roles.

Partes protectoras

Existen dos tipos de protectores: los encargados y los bomberos.

Encargados. Los encargados son tu primera línea de defensa. Son quienes dirigen la acción para tratar de evitar que tu niño interior se active. Suelen centrarse en tareas concretas y te ayudan a funcionar en tu día a día. Algunos ejemplos son tu crítico interior, una parte a la que le gusta agradar a los demás, una perfeccionista y una aprensiva. Estas son importantes a la hora de manifestar porque pueden perseguir el éxito, preocuparse por los resultados, evitar que actúes y/o tratar de controlar el proceso de manifestación.

Bomberos. Los bomberos son quienes responden en caso de emergencia. Son tu segunda línea de defensa. Son reactivos y harán lo que sea para distraerte de la versión de tu niño interior herido que se haya activado. Su trabajo es extinguir las llamas cuando el dolor emocional sale a la superficie. Algunos ejemplos son una parte que come compulsivamente, una que se abstrae en las redes sociales, una que disocia cuando aparecen recuerdos traumáticos, una que consume drogas y una adicta al sexo. Si tratas de acelerar la sanación o no recibes el consentimiento de tus protectores para acceder a recuerdos traumáticos, los bomberos vendrán al rescate y se ocuparán. Esto se denomina *backlash*, o reacción violenta, y puede conducir a un aumento de comportamientos dañinos.

Por lo anterior, es importante no tratar de eludir a los protectores ni trabajar con recuerdos traumáticos sin un terapeuta capacitado. Las partes bomberas son importantes para la manifestación porque sus acciones pueden repercutir negativamente en tus objetivos. Aunque no intentan sabotearte, sus esfuerzos responden a la sensación de urgencia, así que pueden desencadenar consecuencias perjudiciales involuntarias.

Es importante recordar que tus protectores emplean estrategias adaptativas de supervivencia. Trabajan mucho para tratar de ayudarte con métodos que funcionaron en el pasado. De hecho, todos tienen intenciones positivas. El objetivo no es liberarse de ellos, sino entenderlos y tenerles compasión. A pesar de lo que pueda parecer desde fuera, asumen sus roles para mantenerte a salvo. El problema es que pueden estar en desacuerdo entre ellos y ocasionar daños provocados justamente por sus esfuerzos protectores. En el próximo capítulo, aprenderás herramientas para resolver los conflictos internos cuando estas partes te lleven en direcciones opuestas y te alejen aún más de lograr tus objetivos.

Este es un ejercicio rápido para que profundices en uno de tus protectores, un encargado que todos conocemos muy bien: el crítico interior. Su papel es criticar y avergonzarte, tanto a ti como a tus distintas versiones. A pesar de lo que aparenta, tiene una intención positiva. Trata de mantenerte a raya y que mejores. Cree que así te protegerá de que los demás te juzguen o te rechacen.

Conoce a tu crítico interior

Te invito a que explores a tu crítico interior y su papel respondiendo las siguientes preguntas. Puedes cerrar los ojos si lo prefieres. Solo haz la pregunta y trata de no pensar demasiado en una respuesta. Simplemente deja que surja algo y apúntalo en tu diario para llevar el registro. Antes de empezar, hazte una idea de tu crítico interior. Quizá puedas recordar un momento reciente en el que se activó y notaste una conversación autocrítica.

- ¿En qué parte de tu cuerpo sientes que está tu crítico interior?
- ¿Qué apariencia tiene?
- Pregúntale cómo está tratando de ayudarte.
- ¿Cómo hace su trabajo?
- ¿Qué le preocupa que pase si no hace su trabajo?
- Si pudiera tener cualquier otro trabajo, ¿qué le gustaría hacer?

¿Qué te ha parecido este ejercicio? ¿Es fácil o difícil escuchar las respuestas de tu crítico interior? ¿Te han sorprendido? ¿Te gustaría tener esta conversación con otras partes protectoras? (en el próximo capítulo, te proporcionaré una lista más larga de estas zonas con las que quizá quieras conectar y dialogar). Sea cual sea la información que hayas recibido, recuerda que siempre que buscas mejorar la relación con tus partes internas estás dando un gran paso hacia tu sanación y transformación. Trátate con mucha amabilidad, sin importar lo que encuentres.

Partes exiliadas

Estas son las partes vulnerables, heridas o asustadas que contienen tus emociones y recuerdos más dolorosos y que están desterradas de tu conciencia para tu protección. A menudo son más jóvenes; en concreto, son a lo que me refiero cuando hablo de tu "niño interior herido". Pueden haber sido olvidadas, avergonzadas, maltratadas, marginadas, rechazadas o abandonadas. Cuantos más traumas tengas, más partes exiliadas habrá. Cuantas más haya, más tendrán que trabajar tus protectores. Estas áreas están atrapadas en el tiempo y acumulan sentimientos basados en heridas (como la tristeza tras ser rechazado) y creencias (como "No valgo nada"). Tienen muchas necesidades insatisfechas, anhelos que pueden dar lugar a patrones tóxicos y objetivos basados en heridas que te frenan. También pueden ser portadoras de las heridas centrales, las cuales son la causa fundamental de tus problemas con la manifestación. A menudo descubrimos esto cuando nos preguntamos: "¿Cuándo aprendí que conseguir dinero (o amor o lo que sea que estés intentando manifestar) es difícil?".

Si pensar en tus partes exiliadas y en tus anhelos te resulta difícil, lo entiendo. Las exiliamos precisamente porque pensar en ellas puede sobrepasarnos. Este puede ser un buen momento para respirar hondo unas cuantas veces y anclarte en el presente. Relaja los hombros y realiza exhalaciones largas para liberar cualquier sentimiento que pueda estar aflorando. Recuerda que el objetivo de conocer tus necesidades insatisfechas no es revisar el pasado (lo ideal es trabajar con los recuerdos traumáticos en presencia de un especialista); más bien, se trata de validar y reconocer los retos y las luchas que has afrontado y cómo pueden estar afectándote hoy día. A menudo, nuestros patrones son nuestros puntos débiles. Cuanto más conscientes seamos, más fácil nos resultará cambiarlos y manifestar la vida que queremos. Si te parece demasiado duro hacer los ejercicios, no pasa nada. De todas formas, te beneficiarás al aprender sobre la sanación del niño interior a nivel intelectual hasta que estés preparado para probarla.

No eres el único cuyo niño interior tiene heridas que le afectan en la actualidad. Las necesidades insatisfechas y los anhelos derivados de ellas crean patrones que perjudican la manera en que te planteas la manifestación. A veces, parece como si tu niño interior siguiera intentando satisfacer sus necesidades. En otras ocasiones, tus protectores hacen lo que pueden para gestionar u ocultar la herida. A continuación, exploraremos algunas formas habituales en que estos sentimientos pueden impactar en la manifestación. En cada una de ellas, te ofreceré algunas afirmaciones afines que puedes utilizar para nutrir a tu niño interior.

Anhelar ser elegido. Todos queremos que alguien nos "elija", que nos haga sentir queridos, valorados y deseados. Sin embargo, a veces esta necesidad no se satisface y caemos en un patrón. Si tus cuidadores no estaban presentes emocional o físicamente, si eran inconstantes o desaparecieron durante tu infancia, puede que hayas experimentado una herida de abandono que te hizo sentir que no te elegían. Esto ocurre cuando tus cuidadores de pronto limitan la atención hacia ti o experimentas la pérdida de alguno de ellos por separación, divorcio, encarcelamiento o muerte. Si tienes esta herida, tu niño interior puede intentar manifestar o perseguir relaciones con personas o instituciones no disponibles. Tal vez ya estén ocupadas, o puede que no estén emocionalmente disponibles, no estén interesadas o no encajen bien contigo.

Afirmación: Te elijo a ti, pequeñín (trata de utilizar un mote cariñoso, como "pequeñín" o "mi amor", para tu niño interior, si eso ayuda).

Anhelar ser visto. Todos queremos que se nos reconozca, se nos comprenda y se nos acepte. Sin embargo, es posible que nuestros cuidadores no hayan visto en absoluto nuestro auténtico *yo*. Quizá estaban demasiado ocupados o preocupados por sí mismos para darse cuenta o para celebrar nuestros triunfos. O tal vez despreciaban nuestras opiniones o no aprobaban nuestras elecciones o las cosas que nos hacían felices. Probablemente se creyeron mensajes culturales tóxicos sobre los logros y nos inculcaron que nuestra valía se basa en lo que hacemos, no en lo que somos. Si quienes te cuidaban no cubrieron tu necesidad emocional de sentirte visto u oído, es posible que tu niño interior persiga o busque manifestar la experiencia de sentirse visto a través del alto rendimiento, los logros, el prestigio, la belleza, el éxito, el dinero, el poder o la fama.

Afirmación: "Te veo. Te escucho".

Anhelar ser salvado. Cuando somos pequeños, todos tenemos la necesidad de que nos cuiden las personas de las que dependemos. Sin embargo, si esa necesidad no se cubrió, es posible que sigamos buscándola. Si durante tu infancia te sentías vulnerable, desatendido, indefenso, impotente o traumatizado, tu niño interior puede buscar ahora la experiencia de ser rescatado y cuidado emocional o económicamente. Es posible que fantasees e intentes manifestar una relación idealizada (por ejemplo, alguien que automáticamente comprenda y atienda todas tus necesidades) o una solución mágica a los problemas (como ganar la lotería) en lugar de actuar para hacer cambios.

Afirmación: "Estoy aquí para cuidar de ti ahora".

Anhelar que te calmen. De niños, todos tenemos la necesidad de que nos consuelen. Si tus cuidadores no te calmaron cuando estabas asustado o angustiado, tu niño interior podría estar buscando alivio temporal mediante estrategias de afrontamiento compulsivas o difíciles de controlar, las cuales pueden interferir en la manifestación de objetivos. Por ejemplo, puede que los atracones de comida te tranquilicen, pero eso entra en conflicto con tu objetivo de mejorar tu salud. O es posible que te calmes derrochando en compras, aunque tu objetivo sea ahorrar para un gran viaje.

Afirmación: "No pasa nada. Puedes contar conmigo".

Anhelar sentirse seguro. Todos tenemos una necesidad básica de estar a salvo de cualquier daño. Si en tu infancia no te sentiste seguro ni protegido, probablemente tu niño interior busque fortalecerse de diversas maneras. Quizá sea a través de posiciones de poder, dinero, forma física, distanciamiento, sarcasmo, intimidación o haciéndote amigo de los abusadores. Si tienes esta herida, tu niño interior podría incluso buscar narcisistas y personas peligrosas a pesar de tu deseo racional de establecer relaciones sanas. Esto suele ocurrir si de pequeño tuviste que adular a alguien amenazador para mantenerte a salvo. O bien te ayudaba a evitar ser víctima de sus agresiones o bien te protegía de los demás. Esto puede manifestarse en la edad adulta como un patrón de atracción y complacencia de parejas y amigos narcisistas. Mientras que pueden hacerte sentir a salvo debido a su comportamiento despiadado o intimidatorio hacia los demás, la seguridad en la relación requiere caminar de puntillas y abandonarte a ti mismo para intentar complacerlos.

Afirmación: "Estoy aquí para protegerte, para mantenerte a salvo".

Marissa, del ejemplo anterior, anhelaba ser elegida y sentirse segura. De niña, se sentía invisible, excepto cuando obtenía buenas notas en la escuela. Aunque sus padres eran ricos y le proporcionaban un estilo de vida cómodo, estaban emocionalmente ausentes. Sus amigos bromeaban a menudo diciendo que eran "tan cálidos como un cajero automático". Lo que no sabían era que tenían muchos rasgos narcisistas y podían ser aterradores cuando

Marissa no estaba de acuerdo con ellos o no cumplía sus expectativas. Una vez que reconoció las necesidades de su niña interior, Marissa comenzó a ocuparse de ellas por sí misma. Empezó a sentir ternura por su niña interior herida y quiso protegerla de las relaciones tóxicas. No se apresuró en las citas para encontrar a alguien que fuera una pareja sana y, finalmente, se casó con un hombre que era cálido y la aceptaba.

Como puedes ver, Marissa dejó de actuar en función de los anhelos de su niña interior y más bien comenzó a relacionarse con ella. En los IFS, cuando una parte de nosotros (una parte de su niña interior en el caso de Marissa) toma el control de nuestra psique, nos identificamos con ella y actuamos a partir de ella, se llama "fusión". Fusionarnos con nuestras subpersonalidades puede ser normal; sin embargo, si lo hacemos con partes de nuestro niño interior miedoso, el mundo puede parecernos un lugar aterrador. Si ocurre con partes de nuestro niño interior herido, puede parecernos que los traumas pasados realmente están ocurriendo en el presente. Aprender a desfusionarnos puede darte una conciencia dual tanto del pasado como del presente, de los sentimientos de tus partes activadas y de tus sentimientos adultos. Desfusionarte es una de las herramientas más útiles que adquirirás jamás y estoy encantada de presentártela. Analicemos este proceso más a fondo.

Desfusiónate de tu niño interior

Para comprender la desfusión, fíjate en la diferencia entre "tengo miedo de que mi sueño no se cumpla" y "una parte de mí tiene miedo de que mi sueño no se cumpla". Cuando estás fusionado, estás consumido por una parte y sus sentimientos. No obstante, si puedes separarte de ella y reconocer que son sus sensaciones, podrás ser un testigo mejor y calmar su miedo, en lugar de actuar a partir de él. Asimismo, podrás reconocer lo pequeña que es en comparación con tu *yo* adulto y desarrollar compasión por ella y deseos de protegerla. Además, te darás cuenta de que hay otras partes de ti que no tienen miedo.

En realidad, la desfusión es muy parecida a las técnicas que has aprendido antes para observar conscientemente tus sentimientos en lugar de permitir que te consuman. Esta nueva herramienta te ayuda a separarte no solo de una emoción, sino también de la parte de ti que se aferra a ella.

Por ejemplo, Sam trabajaba en tecnología e intentaba manifestar más abundancia económica. Se sorprendió y se abrumó cuando perdió su empleo debido a una oleada temporal de despidos. Creció en la pobreza, así que este suceso activó a una niña interior herida que albergaba sentimientos de impotencia y desamparo. Cuando le notificaron la decisión, se sentó en el sofá y se desconectó. Varias horas después, su perro se acercó y la consoló, lo que la ayudó a sentirse con los pies en la tierra. En ese momento, recordó algo que había escuchado en un pódcast sobre la sanación del niño interior. Decidió intentarlo. Pidió a su niña interior que diera un paso atrás para poder empatizar con ella. Lo hizo y se dio cuenta de que era la "pequeña Sam" de cinco años que no sabía cómo ayudar a sus padres con sus problemas de dinero. Le dijo a su versión infantil que era lógico que no pudiera ayudarles porque solo era una niña. Sin embargo, le explicó que ahora era adulta y capaz de buscar otro trabajo. La pequeña Sam se sintió reconfortada, y de pronto ella se desbloqueó y comenzó a movilizarse. Se levantó del sillón y empezó a buscar empleo.

En resumen, la distinción entre un estado fusionado y uno desfusionado es que en el primero estás consumido por una parte de ti angustiada o activada y sus sentimientos. En cambio, en el segundo puedes establecer una relación con ella.

Dejarse llevar y fusionarse con los fuertes sentimientos de otras partes de ti es natural. Apiádate de ellas cuando te des cuenta de esta tendencia. Aprender a desfusionarte es una habilidad que debes practicar para poder dominarla. Utiliza estos consejos para ayudarte a percibir conscientemente cada parte como tal, en lugar de identificarte automáticamente con sus sentimientos.

- Acostúmbrate a decir "una parte de mí siente…" y "una parte de mí piensa…".
- Reconoce las señales que indiquen que estás fusionado con una parte protectora: juicio, crítica, perfeccionismo, conductas adictivas, evasión, algunos síntomas físicos y agresión hacia ti mismo o los demás.
- Reconoce las señales que indiquen que estás fusionado con una parte exiliada o de tu niño interior herido: miedo extremo, impotencia, vergüenza, desesperación, tristeza o inutilidad. Es posible que también te sientas muy sensible y expuesto.
- Puedes utilizar las técnicas de regulación del sistema nervioso del capítulo 3 para estabilizarte antes de intentar entablar un diálogo con cualquier parte de ti. Esto te ayudará a entrar en un estado vagal ventral y tener más energía para estimular tu curiosidad y ser más comprensivo.
- En lugar de utilizar técnicas de regulación, también puedes pedirle a esa parte de ti que dé un paso atrás y no te abrume para que puedas ser comprensivo con ella. A menudo, las

partes se sienten aliviadas al saber que no tienen que tomar el control para llamar tu atención.

- Sepárate conscientemente de esa parte de ti o pídele que se separe de ti para que puedas comprenderla y escuchar lo que necesita. Si se trata de tu niño interior, tal vez necesite sentirse seguro, calmado, visto o escuchado. Una vez que retroceda, asegúrate de seguirlo y brindarle la seguridad, el consuelo o la validación que necesita. No subestimes el poder de reconocer los sentimientos de esa parte de ti.

- Si tienes problemas para desfusionarte, intenta localizar una parte de ti que sea opuesta a aquella con la que estás fusionándote. Por ejemplo, si te estás fusionando con una parte que adula, recuérdate que otra versión de ti se enfurece. Una vez que seas consciente de esta diferencia, habrás retrocedido lo suficiente como para darte cuenta de que tienes un *yo* que no adula ni se enfurece.

- No olvides que tu *yo* es quien puede reparentalizar a tu niño interior. Sabrás que estás alienado con tu *yo* o que tienes la suficiente energía propia cuando puedas acceder a cualidades como la comprensión, la curiosidad, la calma, el valor, la confianza, la creatividad y la conexión. La desfusión se vuelve más fácil cuando aprendes herramientas para tener energía propia con mayor frecuencia (hablaremos de ellas al final de este capítulo).

- Cuando surja un conflicto en tus relaciones, recuerda que puedes hablar en nombre de una parte de ti, pero no debes hacerlo desde ella. Desfusiónate primero para que puedas escuchar los sentimientos y necesidades de la otra persona. Así, podrás expresarle los tuyos de una forma clara y segura, guiado por el *yo*.

- Trata de acostumbrarte a revisar tus partes con regularidad, como lo haría un buen padre. Si les preguntas cómo están y si necesitan algo, aumentan las probabilidades de que se sientan atendidas y de que confíen en ti lo suficiente para desfusionarse cuando se lo pidas.

Cuando empieces a adquirir el hábito de notar la fusión y practicar la desfusión, deberás considerar que la comprensión es vital para sanar. Te desfusionas para sentirte regulado y poder atender a una parte, no para deshacerte de ella. Todas ellas, incluidas aquellas que parecen sabotear tus objetivos, son bienvenidas en los IFS (no te preocupes, aprenderás a trabajar con ellas en el próximo capítulo).

En tu camino de reparentalización, probablemente verás que esta actitud acogedora y comprensiva no es compatible con algunas ideas tradicionales sobre la manifestación, en particular con aquella de que tenemos "mentalidad de víctima". Me encantaría ofrecerte una perspectiva diferente. Vamos a romper un poco los mitos, ¿te parece?

Desmontando mitos sobre la manifestación: "Mentalidad de víctima"

En los círculos de manifestación existe un mito que dice, *grosso modo*: "Tú no eres una víctima; lo que pasa es que tienes mentalidad de víctima". Incluso es posible que hayas escuchado esta crítica en boca de *influencers* privilegiados en las redes sociales al referirse a personas que nacieron en la pobreza y han vivido una adversidad tras otra. Desde una perspectiva sensible a los traumas, la mentalidad de víctima es una forma vergonzosa de abordar la experiencia real del victimismo. Ser superviviente de un trauma no es una elección, y criticar, abusar y culpar a las víctimas solo sirve para agravarlo.

La verdad es que, cuando te identificas con sentimientos de impotencia, es porque o bien estás fusionado con una parte de tu niño interior herido y te sientes desregulado (esto podría ser crónico), o bien estás dentro de un contexto actual de trauma. Por ejemplo, podrías estar experimentando un trauma racial, de pobreza, de migración, cisexismo, capacitismo o cualquier otro trauma potencial. Lo que se necesita aquí es compasión, comprensión y apoyo real para reconocer y superar esa sensación.

La impotencia aparece cuando tus acciones no conducen a los resultados deseados. Existen muchas razones —incluidas las sistémicas— por las cuales superar los obstáculos requiere algo más que un esfuerzo individual y una visión de manifestación. La comunidad es vital. Cuando sientes el apoyo de una comunidad solidaria es más fácil luchar por la justicia y sentirse capaz. Lamentablemente, no siempre es así, y a veces tienes que buscar un nuevo grupo o familia para encontrarlo. Además de la ayuda externa, es más sencillo reconocerse como un adulto suficiente y con poder cuando tu niño interior herido se siente visto y atendido por ti y sabes cómo regular tu sistema nervioso para no quedarte estancado en un estado dorsal vagal. En otras palabras, en lugar de asumir la toxicidad de la vergüenza por tener "mentalidad de víctima", pregúntale a tu niño interior qué necesita para sentirse apoyado.

Ahora que comprendes la importancia de ser comprensivo con todas tus partes, veamos algunos de los obstáculos más comunes en la sanación del niño interior.

Obstáculos más comunes en la sanación del niño interior

La sanación del niño interior puede resultar contraproducente a causa de algunos obstáculos comunes. Veamos los más problemáticos y las formas de prevenirlos o mitigarlos.

Apresurar la sanación. Establecer una relación con tu niño interior es un proceso lento, amable y a largo plazo. No intentes forzar la vulnerabilidad. No querrás experimentar una reacción violenta por parte de tus bomberos en un intento por sofocar el dolor. Tómate tu tiempo y ofrece disculpas a tus protectores si provocas involuntariamente a una parte herida de tu niño interior.

No respetar a los protectores. Si te cuesta ser comprensivo con una versión más joven de ti, podría deberse a que está activada una parte protectora. Si es así, lo mejor es trabajar con los protectores y mostrarles compasión. Respeta sus funciones y no trates de eludirlos ni tengas intenciones ocultas. Son tan importantes como las partes vulnerables, y no querrás favorecer a unas en detrimento de otras.

Intentar reprocesar recuerdos traumáticos por tu cuenta. Es importante señalar que la reparentalización, tal como se expone en este libro, no consiste en recuperar recuerdos y reprocesar lo que ocurrió en el pasado; más bien se trata de cultivar una relación comprensiva con tus partes en el presente. ¿Puedes ayudarlas a sentirse vistas, seguras y tranquilas? Para intentar reprocesar los recuerdos traumáticos que guardan las partes de tu niño interior herido es necesario obtener el consentimiento de tus protectores, además de otras habilidades y apoyos. Si quieres hacerlo, te recomiendo que busques un terapeuta de IFS que pueda guiarte con seguridad a través de un proceso más completo.

Esperar que tu niño interior confíe inmediatamente en ti. Tal vez descubras que algunas de las partes de tu niño interior no se sienten cómodas contigo enseguida. No es extraño. Al fin y al cabo, estuvieron desatendidas y aún no confían plenamente en ti. El cuidado, la protección y la confianza son las claves para lograrlo. Puede que tengas que reparar la relación pidiendo disculpas a tu niño interior por no haberlo escuchado en el pasado.

Conforme comiences a reparentalizar y a considerar estos obstáculos, te irás sintiendo más capacitado. También notarás que algunos de tus deseos cambian. Tal vez tu anhelo de ser visto que intenta manifestar el triunfo ya no sea tan urgente ni esté tan lleno de ansiedad. Quizá tu anhelo de ser salvado que manifiesta grandes ganancias económicas ya no sea tan fuerte porque te sientes más seguro a la hora de afrontar problemas económicos. Es posible que te sientas más realizado y genuinamente agradecido. A lo mejor te sientes menos atado a objetivos basados en heridas y te preguntas qué vendrá después.

Explorar lo que tu *yo* podría querer suele ser una aventura agradable tras años de esforzarte por manifestar objetivos basados en las heridas. Quizá tu *yo* tenga en mente propósitos sustentados en valores o tal vez solo quiera apoyarte para encontrar formas más fáciles de alcanzar los sueños que ya tienes. En cualquier caso, cuando tu niño interior se sienta atendido ya no estará desesperado ni se aferrará a las metas porque se sentirá nutrido desde dentro. El estrés de intentar manifestar desde tus distintas

partes ya no te consumirá. Es entonces cuando tu *yo* puede tomar el control y ayudarte a transformar cómo y qué manifiestas.

Descubre lo que tu *yo* quiere que manifiestes

Eckhart Tolle dijo que "la manifestación solo puede ser satisfacto-
ria y verdaderamente eficaz cuando surge del estado de conciencia del ser".[1] Esto es cierto en muchos niveles. Después de todo,
tu *yo* es tu estado de conciencia del ser y está conectado con la
inteligencia creativa del universo. Sabe lo que es mejor para ti y
cómo conseguirlo. Incluso te sorprendería descubrir que sus planes son mucho más grandiosos que los tuyos.

De acuerdo con el doctor Richard Schwartz, "además de conectar con las partes desatendidas, a medida que accedes al *yo*,
pasas de estar dirigido por los deseos de tus partes a estarlo por
los de tu corazón. Es decir, empiezas a entrever una visión del
camino de tu vida de una forma distinta, colmada de más sentido".[2] Schwartz subraya que es importante permitir que esta visión emerja de manera natural desde el *yo* y no desde una parte
de encargado. Si esperas a que tus protectores se relajen y den un
paso atrás, podrás "recibir esta visión en lugar de crearla".[3] Permitir que esto suceda es compatible con un estado de receptividad
energética, del cual ya hemos hablado antes. Es estar abierto y
receptivo. Se trata de un proceso espontáneo cuando la energía
propia recorre tu cuerpo.

Entonces ¿cómo es posible permitir que surja una visión? Debes practicar la desfusión de tus partes para poder acceder más al
yo. También puedes conectar con la energía propia escribiendo,

meditando, bailando, cantando, pintando y con muchas otras actividades creativas, o cuando tu sistema nervioso esté en estado vagal ventral. Puedes sentirla cuando estés en la naturaleza. Sabrás que estás en el *yo* porque tu cuerpo se sentirá bien. Serás generoso y tu energía fluirá. Te sentirás seguro y presente. En ese momento encarnarás las ocho cualidades del *yo*: creatividad, curiosidad, comprensión, calma, conexión, confianza, coraje y claridad.

Cuanto más accedas a la energía propia, más fácil será imaginar nuevas posibilidades para tu vida. Sin embargo, aunque dejes espacio para permitir que surjan objetivos guiados por el *yo*, los conflictos internos seguirán apareciendo como protectores que dudan de tu visión o te dirigen hacia direcciones diferentes. En el próximo capítulo, aprenderás herramientas para resolver esos obstáculos relacionados con tus propósitos.

Ideas clave

- Tu niño interior herido anhela cosas que pueden no ser buenas para ti.
- Desfusionarte de tus partes es una herramienta útil de reparentalización.
- Reparentalizar a tu niño interior te permite liberar tus objetivos basados en heridas.
- Los objetivos basados en tus valores surgen por sí solos cuando pasas más tiempo en el *yo*.

Capítulo 7

Resuelve conflictos internos relacionados con tus objetivos

Cuando dejas de luchar,
surge algo parecido al amor.
JOYCE CAROL OATES, *I Am No One You Know*

Puede que pienses que quieres el éxito, el dinero, el amor, la salud y la felicidad con los que sueñas, pero la verdad es que probablemente haya partes de tu psique que sí deseen esas cosas y otras que las bloqueen de manera intencional. Por ejemplo, tal vez algunas de tus partes no estén de acuerdo con tu objetivo de hacer ejercicio por la mañana. Quizá sea porque, al presionar el botón de "posponer" cuando suena tu alarma por enésima vez, te libras de caer en la cultura del ajetreo, o tal vez sea porque en el pasado sufriste abuso sexual y esconder tu cuerpo te protege de la atención no deseada. Existen muchas otras posibilidades, pero lo que cada una de estas partes cree es que hacer ejercicio te pone en peligro de alguna manera. Y están dispuestas a intervenir y evitar que eso ocurra. No es autosabotaje, es autoprotección.

Para ilustrar mejor el papel de la autoprotección en la manifestación, imaginemos a un joven llamado David. Creció con dos padres excepcionalmente exitosos que tenían grandes expectativas puestas en él. De niño, se sentía como si estuviera sometido a un escrutinio constante y le preocupaba decepcionarlos. Con el tiempo, desarrolló una faceta de niño interior herido que se sentía insuficiente. Para mantenerla a salvo, surgieron dos partes protectoras. Por un lado, se desarrolló una excesivamente ambiciosa que lo empujaba a sobresalir y, por el otro, una parte procrastinadora que tomaba el control cuando una tarea importante provocaba su miedo al fracaso. La primera quería demostrar la valía de David y cumplir su objetivo de asistir a un programa de posgrado de ingeniería, pero la segunda se apoderaba de él y lo paralizaba cuando se sentía estresado por el miedo a la ineptitud, lo que le impedía dar lo mejor de sí y, a veces, incluso cumplir plazos. Si no abordaba este conflicto interior, no podría lograr su propósito.

David estaba atrapado en lo que los psicólogos llaman un "doble vínculo". Esto se refiere a cuando recibes dos mensajes contradictorios y te enfrentas a exigencias irreconciliables. Una parte de David quería trabajar arduamente para demostrar su valía, pero la otra prefería no arriesgarse a fracasar para evitar sentimientos de inutilidad. Es una situación sin salida. La paradoja es que la herida que lo motivaba también lo paralizaba. Como resultado, los objetivos profesionales de David podían estancarse. En el modelo de los sistemas de la familia interna (IFS), este tipo de conflicto interno se denomina "polarización". Es cuando tus partes se encuentran en un estira y afloja que te empantana.

¿Recuerdas algún objetivo que no esté progresando tan rápido o tan fácil como te gustaría? Si es así, ¿hay una parte de ti que tiene un plan y otra, quizá igual de fuerte, que quiere que hagas exactamente lo contrario? Conocer esas partes y cómo interactúan es necesario para ver tus puntos débiles y manifestar las cosas que quieres en la vida, independientemente del tipo de objetivos que tengas.

Para empezar, veamos algunas partes protectoras comunes y cómo encajan con el tipo de manifestador con el cual te identificas: soñador, ambicioso o manifestador complejo (no incluiremos aquí el autosanador, ya que está más alineado con los objetivos autodirigidos y basados en valores). Considera que estas listas no son exhaustivas y que los nombres acordes a sus roles solo tienen fines ilustrativos. Cuando tus partes aprendan a confiar en ti, verás que sus nombres cambian a medida que evolucionan hacia roles menos extremos.

Partes comunes y lo que hacen por ti

Veamos algunos protectores habituales que pueden aparecer cuando intentas manifestar objetivos. Están divididos en los tres tipos de manifestadores, aunque puede que descubras que tienes partes de las tres categorías. Mientras exploras con cuáles resuenas más, recuerda ser compasivo contigo mismo. Aunque tus partes utilicen mecanismos de defensa que podrían interferir en la manifestación de tus sueños, están intentando mantenerte a salvo. Más adelante en este capítulo, aprenderás herramientas para trabajar con ellas. Por el momento, identificar tus partes te ayudará a ser más consciente de ellas, lo cual te facilitará la desfusión.

Partes del manifestador soñador
Las partes de los soñadores intentan gestionar una desregulación del sistema nervioso que se inclina hacia la activación vagal

dorsal. Tienden a inmovilizarse y halagar, y sus estrategias son más internas y pasivas.

La eludidora espiritual. Esta parte utiliza la espiritualidad para protegerte de las emociones dolorosas. Te insta a tener compasión por las personas que te dañan, pero no te ayuda a hacerlas responsables. Te anima a perdonar prematuramente y a involucrarte en la positividad tóxica. Utiliza creencias y prácticas espirituales para mantener tus heridas sepultadas en lugar de sanarlas. Cuando se trata de manifestar, esta parte puede hacerte más susceptible a las enseñanzas opresivas que no consideran el trauma o las barreras sistémicas.

La parte parecida al *yo*. El papel de esta parte es hacer que parezca que estás en el *yo*. Quiere que te sientas valioso y capaz de ser amado haciéndote actuar como una buena persona. Puede aprender un modelo espiritual o de sanación, como los IFS, y hacer que expreses algunas características del *yo*. Sin embargo, a diferencia de este, tiene intenciones ocultas. Por ejemplo, puede hacer que expreses compasión no por el simple hecho de hacerlo, sino porque quiere que obtengas reconocimiento a cambio.

La que sueña despierta. Esta parte te protege de los sentimientos de impotencia y desesperanza haciéndote fantasear con tu vida ideal. Si tienes esta parte, es posible que tu mundo interior sea muy activo, pero que seas pasivo o sientas que te falta poder en tu mundo exterior. En tus fantasías, tienes una sensación de autonomía y puedes tener lo que quieres sin hacer cambios ni superar obstáculos. Por ejemplo, en lugar de trabajar en tus problemas amorosos, puedes escaparte a un universo paralelo en el que tienes una pareja "perfecta".

La pensadora mágica. Esta parte te protege de la sensación de impotencia haciéndote creer que puedes controlar el mundo exterior con tus pensamientos. Por ejemplo, puede hacerte pensar que puedes cambiar el clima con solo desear que salga el sol. Aunque hay algo de pensamiento mágico en la manifestación y la espiritualidad, esta parte lo utiliza para contrarrestar la ansiedad o frustración. En su forma extrema, también puede ser un síntoma de trastornos psicológicos.

La procrastinadora. Esta parte intenta protegerte de las emociones angustiantes haciéndote evitar la fuente de estrés. En el momento, no le importa que posponer una tarea suela aumentarlo. Solo quiere poner fin al malestar emocional que estás experimentando, distanciándote del problema. Esta parte afecta a la manifestación cuando aplazar un objetivo te hace perder una oportunidad por culpa de una fecha límite o fracasar en algo por falta de preparación.

La que se aísla. Esta parte no quiere que dependas de nadie más porque, cuando lo hiciste en el pasado, te sentiste decepcionado o inseguro. Por tanto, provoca que te retraigas, ya sea física o emocionalmente, para protegerte de ser vulnerable a las críticas, las violaciones de los límites, el abuso, el rechazo y el abandono. Esta parte puede afectar a la manifestación e interferir en las relaciones de pareja o dificultar la creación de conexiones con personas que podrían ayudarte a conseguir tus objetivos.

La parte agotada. Esta intenta evitar que sigas adelante cuando percibe un alto riesgo de agotamiento emocional o físico. No tiene ninguna esperanza en que tu situación mejore con más esfuerzo, así que pone freno a todas las actividades. Te quita la motivación y te deja vacío y cansado. Cuando se activa, sueles sentirte mal y te cuesta hacer frente a las tareas cotidianas, por no hablar de los objetivos importantes de la vida.

La complaciente. La señal más clara de que tienes una parte complaciente activa es la adulación. Esta es una respuesta adaptativa a la amenaza. Te hace centrarte en desarmar a otra persona para que no te haga daño. Puede consistir en intentar hacer feliz a los demás o en ceder ante ellos para evitar conflictos. Si tienes esta parte, es posible que ocultes tus necesidades, sentimientos y preferencias mientras lo resientes en secreto. Cuando se trata de manifestar, te mantiene atrapado en dinámicas relacionales poco saludables que requieren que reprimas tus propios deseos.

La cuidadora. El papel de esta parte es cuidar de los demás para que no te abandonen. Puede hacer que te sacrifiques hasta convertirte en un mártir. Si la tienes, puedes sentirte resentido con los demás y, al mismo tiempo, aterrorizado de que no te necesiten. En su forma extrema, esta parte puede hacerte sentir excesivamente responsable del comportamiento y el bienestar de otra persona. Esta es la esencia de la codependencia. En lugar de perseguir tus propios objetivos, te centras en cómo les va a los demás.

La de bajo rendimiento. Esta parte tiene potencial para triunfar, pero no se esfuerza por miedo a sentir vergüenza de decepcionar a los demás. Por ejemplo, es posible que durante toda tu infancia te hayan dicho que eres talentoso y ahora te atemorice asumir retos que puedan llevarte al fracaso y a dudar de tus habilidades. También es posible que desaliente a la ambición para protegerte de dinámicas relacionales poco saludables. Quizá te asuste triunfar porque uno de tus padres o hermanos respondió a tus éxitos anteriores con envidia, desprecio o explotación.

La pesimista. El trabajo de la parte pesimista es protegerte de la decepción o de la profunda depresión que surge al sentirse derrotado. Al hacerte creer que no cumplirás tu sueño, es menos probable que lo persigas con grandes expectativas o entusiasmo. Por desgracia, puede ser una profecía autocumplida.

La que piensa demasiado. Esta parte te mantiene en tu mente, donde las cosas son seguras, sopesándolas desde todos los ángulos. Cree que pensar más y durante más tiempo te protegerá de tomar decisiones equivocadas. Por desgracia, en lugar de resolver problemas, este comportamiento suele provocar que nos cuestionemos a nosotros mismos y nos instalemos en un estado de "parálisis por análisis". Afecta a la manifestación porque te impide actuar con determinación.

La intelectual. Probablemente tengas esta parte si prefieres entender algo de forma intelectual en lugar de emocional o vivencial. Suele vivir en el mundo de las ideas, donde las cosas son seguras. Te protege proporcionándote la sensación de que aprender sobre Roma es lo mismo, o casi tan bueno, como visitar esa ciudad. Esta parte puede afectar a la manifestación haciendo que estudies o hables de tus deseos en lugar de vivirlos.

La marginada. El trabajo de esta parte es mantenerte alejado del protagonismo, porque la atención fue amenazadora en el pasado. Quizá intente protegerte de las críticas, la vergüenza, el daño físico, la envidia o la explotación. Existen numerosas razones por las cuales se desarrolla. Una de ellas es haber tenido un padre o una madre narcisistas que compitieron contigo, utilizaron tu apariencia o tus logros para llamar la atención, te intimidaron por ser más sensible que ellos o te avergonzaron en público con su comportamiento. Esta parte afecta a la manifestación al impedir que persigas objetivos que requieren ser el centro de atención.

La que te obstaculiza con tu propia salud. El trabajo de esta parte es crear síntomas físicos para satisfacer sus necesidades. Se comunica indirectamente a través del cuerpo para llamar tu atención o la de los demás. Suele ocasionar agotamiento, migrañas o dolores de estómago para protegerte de comportamientos o situaciones que considera amenazantes. Afecta a la manifestación porque te enferma para que no tengas que enfrentarte a un objetivo desafiante. Por ejemplo, puedes tener un fuerte dolor de cabeza que te obligue a cancelar una primera cita. Esta parte también puede influir, junto con los factores biológicos, en tu salud cuando intentas tratar una dolencia física.

Partes del manifestador ambicioso

Las partes de los manifestadores ambiciosos intentan gestionar la desregulación del sistema nervioso en forma de activación simpática. Siempre están en movimiento y les gusta tener la sensación de control. Tienden a pelear o huir, y sus estrategias son más externas y activas.

El crítico interior. Se trata de una respuesta de lucha contra el estrés. Su trabajo es atacarte cuando cree que estás haciendo algo que pone en peligro la forma en la que te percibe la gente. Quiere hacerte más agradable intentando que ocultes tus defectos y que mejores constantemente. Es probable que algunas de tus otras partes le teman o se sientan divididas respecto a él, pero es importante que veas que el crítico interior sigue teniendo una intención positiva: busca satisfacer tu necesidad emocional de ser amado. Sin embargo, puede afectar a la manifestación cuando utiliza la crítica para motivarte. Al hacerlo, te infunde miedo al fracaso, lo cual provoca que evites los retos que podrían no concretarse satisfactoriamente. Saber que sus ataques te esperan tras los tropiezos puede hacer que rehúyas esos planes y sus obstáculos inherentes. A pesar de que desea ayudar, esta parte no se da cuenta de que la disposición a fracasar es necesaria para triunfar.

La perfeccionista. Esta parte quiere protegerte de los sentimientos de mediocridad. Impulsada por la necesidad de control y el miedo al fracaso, te vuelve detallista y entregado al trabajo. Es muy crítica y provoca que te centres en los defectos. Además, tiende a fijar objetivos elevados y te presiona mucho para que los alcances. Esto puede desencadenar comportamientos controladores y depresión cuando los resultados no son perfectos o no logras tus metas.

La responsable de la apariencia. Esta parte intenta que parezcas atractivo para que te vean y te quieran. Te protege de la desaprobación mediante la autocrítica. Provoca que te centres en tu aspecto físico y que te dediques a mejorarlo de forma constante. A la hora de manifestar, puede hacer que te obsesiones con perder peso, lo cual podría desembocar en un trastorno alimentario.

La aprensiva. Esta parte intenta protegerte de posibles amenazas haciéndote pensar solo en resultados negativos. No se siente segura con la incertidumbre o la falta de previsibilidad. Para crear una sensación de control, se enreda en un sinfín de "y si...". Cuando se trata de manifestar, puede hacer que te cueste tomar decisiones, porque no quiere equivocarse. También puede hacerte cavilar sobre la posibilidad de que tu sueño no se haga realidad. Además, si sigues los consejos populares de manifestación, puede hacerte temer que tus pensamientos negativos provoquen circunstancias negativas debido a la ley de atracción.

La excesivamente ambiciosa. Esta parte cree que puede protegerte o conseguir satisfacer tus necesidades emocionales haciendo que cumplas objetivos. En el fondo, suele haber un niño interior herido que no recibió apoyo emocional y, como consecuencia, nunca se sintió lo suficientemente bueno o merecedor de amor. Si nunca estás satisfecho con tu éxito y te esfuerzas de forma compulsiva por conseguir más, es posible que la tengas activa.

La gestora de productividad. Esta parte intenta protegerte para que no caigas en la impotencia o en la sensación de inutilidad. Quiere que dediques cada segundo del día a ser productivo o a salir adelante. Te insta a dominar hábitos y trucos para la vida. Si sientes culpa o ansiedad extremas mientras descansas es señal de que podrías tener activa esta parte. Respecto a la manifestación, provoca que actúes tanto que no tienes tiempo para reflexionar sobre por qué estás dando prioridad a unos objetivos sobre otros.

La sabelotodo. Esta parte utiliza la información para protegerte de los sentimientos de vergüenza relacionados con la impotencia. Quiere tener la razón en todas las situaciones y es muy exigente. Puede ser implacable a la hora de ofrecer opiniones y consejos, y combativa cuando se la cuestiona. Cuando se trata de manifestar, puede hacer que te centres en una solución y excluyas otras más creativas, colaborativas o eficaces.

La controladora. Esta parte intenta mantenerte a salvo convirtiendo todo a tu alrededor en algo predecible. Teme lo desconocido o lo inesperado, así que busca microgestionar a las personas, las situaciones e incluso a un poder superior. No le gusta dejar nada al azar y utilizará la manipulación y la crítica cuando sienta que está perdiendo el control. Si es parte de ti, puede que seas muy rígido sobre cómo deben ser las cosas y te cueste dejar que se desarrollen durante el proceso de manifestación.

La dominadora. Esta parte intenta protegerte de la vulnerabilidad a través del poder. Se vuelve crítica cuando se percata de que tú o los demás se sienten inseguros. Tiende a interrumpir, coaccionar y controlar. Es posible que sea parte de ti si persigues objetivos a costa de otras personas.

La competidora. Esta parte intenta protegerte de los sentimientos de baja autoestima de tu niño interior herido. Ve a las personas como superiores o inferiores. Le cuesta colaborar con los demás y lleva la cuenta como forma de demostrar su valor o contribución. Respecto a la manifestación, puede hacer que te concentres más en cómo estar a la altura de los demás que en tu objetivo.

Partes del manifestador complejo

Si te identificas con el tipo manifestador complejo puedes tener cualquiera de las partes de las listas del soñador y el ambicioso, así como algunas de las siguientes. Estas suelen ser más extremas. Intentan ayudarte a gestionar una desregulación intensa del sistema nervioso.

La rebelde. Esta parte intenta mantenerte a salvo de todo lo que considera coercitivo. Utiliza la oposición para mantener la autonomía y el libre albedrío. Las versiones extremas pueden incluir conductas delictivas (aunque esta no es la única que puede desarrollar este tipo de comportamiento). Por ejemplo, si de niño te sentías controlado por un padre intrusivo, quizá más tarde te hayas rebelado robando en los supermercados. Esta parte afecta a la manifestación porque te hace actuar de forma impulsiva y obstaculiza tus objetivos cuando siente que te están quitando tu independencia o tu derecho a elegir. Puede intentar rebelarse contra cualquier propósito o plan que considere demasiado estructurado o limitado.

La permisiva. Esta parte intenta protegerte de las emociones incómodas animándote a buscar actividades placenteras. Por ejemplo, puede hacer que comas dulces cada vez que te sientas estresado en el trabajo. Aunque parezca que se trata de una recompensa o un respiro, rápidamente puede convertirse en un hábito. Esto puede afectar a la manifestación haciendo que desarrolles conductas que ofrecen bienestar a corto plazo pero que tienen consecuencias potenciales para tus objetivos.

La adicta. Esta parte utiliza cualquier cosa, desde el alcohol hasta el trabajo, para evitar que sientas un dolor emocional profundamente arraigado que se haya detonado por alguna situación. Es más extrema que la permisiva y suele acarrear consecuencias mucho mayores. Si sientes una necesidad imperiosa que afecta negativamente a tu vida, puede ser una señal de que es una parte de ti. Respecto a la manifestación, te afecta porque obstaculiza tus objetivos con problemas financieros, dificultades en las relaciones y enfermedades. Aunque tiene un gran impacto en tu vida, es importante recordar que tiene una intención positiva: evitar que sientas el dolor del pasado.

La distractora. Aunque cualquiera de los tipos de manifestadores puede caer en distracciones, esta es una versión más extrema. Hace que sea difícil concentrarse en cualquier cosa que provoque malestar o dolor emocional. Puede afectar a la manifestación cuando el objetivo requiere atención constante.

La parte disociativa. Esta adormece el cuerpo y dificulta pensar o expresarse verbalmente. Intenta protegerte del dolor de tu niño interior herido o de las reacciones extremas de otras partes. El estrés de perseguir tus sueños puede provocar que te disocies, lo cual afectará a la manifestación. Por ejemplo, podrías tener dificultades para manifestar la relación u oportunidad profesional que deseas si te desconectas y no puedes comunicarte con claridad durante las citas o entrevistas de trabajo.

La que rompe lazos. Puede que sea parte de ti si sueles terminar relaciones de forma abrupta e intensa constantemente. Su objetivo es cortar la conexión para evitar sentirse decepcionada o abandonada. Lucha por mantener dos ideas opuestas y tiende a ser radical: o todo es bueno, o todo es malo. Esto la lleva a idealizar a las personas para luego menospreciarlas y abandonarlas de manera dramática. Esta parte puede afectar en la manifestación porque podría ponerle fin a relaciones prometedoras con demasiada rapidez o convertir a los socios en enemigos.

Ahora que has examinado algunas de las partes que pueden surgir mientras intentas manifestar objetivos, puedes empezar a llevar un registro en un diario. Aquí hay algunas preguntas que puedes hacerles a aquellas que descubras en ti:

Explora tus partes

Utiliza un diario para identificar y llevar un registro de tus partes. No es necesario que hagas toda esta actividad de golpe. Simplemente toma nota cada vez que surja una en ti. De este modo, te resultará más fácil detectar cuándo se activa para poder desligarte de ella y aprender a actuar desde el *yo*. Aquí hay algunas preguntas para conocer tus partes protectoras:

- ¿En qué lugar de tu cuerpo se ubica esta parte?
- ¿Qué aspecto tiene? (escribe cualquier imagen que venga a tu mente).

Hazle directamente estas preguntas y solo observa qué respuestas aparecen.

- ¿Qué haces por mí? ¿Cuál es tu trabajo?
- ¿Qué temes que pase si no hicieras tu trabajo?
- ¿Qué situaciones o personas te activan?

- ¿Cómo modificas mi comportamiento?
- ¿Cuántos años tienes?

Piensa en el objetivo en el que has estado trabajando y hazle las siguientes preguntas:

- ¿Intentas impedir que alcance este objetivo?
- Si es así, ¿por qué es importante para ti impedírmelo?
- ¿Qué temes que ocurra si alcanzo este objetivo?
- ¿Te preocupa que otra parte tome el control si no me alejas de ella? Si es así, ¿qué parte? (este es un indicio de polarización. Más adelante harás un ejercicio para trabajar con ella).
- ¿Cuántos años crees que tengo? (considera que las partes tienen un acceso limitado a la información y que actualizarlas puede ser muy útil. Asegúrate de ponerlas al día con tu edad, habilidades y recursos actuales. Anota cómo responden a tu edad. Puede que se sorprendan de lo mayor y capaz que eres ahora).

Una vez que hayas terminado, agradece a la parte por haber compartido información útil contigo.

Ahora que has explorado algunas de tus partes, veamos cuáles tienden a polarizarse e impedirte alcanzar tus objetivos. Después aprenderás una técnica para despolarizarlas y desbloquear tus propósitos.

Conflictos internos comunes relacionados con los objetivos

Es probable que algunos de tus conflictos internos te resulten obvios. En la cultura estresante de hoy en día, no es raro tener una parte gestora de productividad que intenta evitar que te quedes atrás y una parte agotada que resiente las interminables tareas y actividades necesarias para lograrlo. Estas son algunas de las polarizaciones más comunes que pueden mantenerte estancado. Como podrás imaginar, las combinaciones son infinitas.

La perfeccionista y la procrastinadora. Una parte quiere que todo salga impecable y la otra evita y retrasa las tareas porque teme cometer errores.

La excesivamente ambiciosa y la marginada. Una parte quiere alcanzar grandes metas y la otra evita cualquier actividad que implique ser visto o llamar la atención.

La controladora y la rebelde. Una parte intenta microgestionar todos los aspectos de la manifestación y la otra no quiere verse atrapada por un objetivo, por lo que interviene para arruinar las cosas, en especial cuando estás cerca de conseguirlo.

La complaciente y la que rompe lazos. Una parte intenta complacer a la gente y la otra se molesta por no ver satisfechas sus necesidades. Al final, la que rompe lazos acaba con las relaciones en lugar de comunicarse o gestionar los límites de forma saludable.

La excesivamente ambiciosa y la permisiva. Una parte trabaja en los objetivos compulsivamente y la otra se cansa por no divertirse. Entonces, esta última toma el control e intenta compensar buscando altos niveles de placer (lo que a menudo requiere un periodo de recuperación). Esto puede dar lugar a un estilo de vida de "trabaja mucho, diviértete mucho" que puede no reflejar tus valores esenciales y que, a la larga, conduce al agotamiento.

La adicta y el crítico interior. La primera intenta evitar que el dolor emocional te abrume mediante conductas adictivas, pero el crítico interior las ataca con la vergüenza. Este patrón puede dificultar que prestes la atención necesaria a tus objetivos.

Ahora que has empezado a pensar en algunos de tus conflictos internos, probablemente te preguntes cómo es posible avanzar y desbloquear tus objetivos. Es probable que tu crítico interior haya intentado intimidar a tus otras partes para que cooperen, pero eso rara vez funciona a largo plazo (¡sin mencionar que no es nada autocompasivo!). Hablemos del proceso de avanzar.

Cómo resolver los conflictos internos relacionados con los objetivos

Es hora de avanzar y desbloquear tus objetivos. En los IFS, esto se llama "despolarización".[1] Es cuando comprendes y trabajas con dos partes en conflicto y les ayudas a negociar un acuerdo. Para empezar, utilicemos una metáfora jurídica. Tu papel en la resolución de conflictos no es el de un juez. No las escuchas a ambas y luego dictas una sentencia para decidir qué lado (o, en este caso, qué parte) gana. Más bien, ejerces como el mediador. Esto significa que debes escucharlas con neutralidad. Recuerda que tus partes protectoras están atrapadas en sus roles porque necesitan ayudarte a sobrevivir. Mantén una actitud compasiva y curiosa y no tomes partido mientras les ayudas a negociar. Pídeles que lleguen a un acuerdo para que nadie tome el control.

Permíteme darte un ejemplo ilustrativo. Supongamos que tienes un conflicto entre una parte excesivamente ambiciosa y una permisiva que te induce a un estilo de vida de "trabaja mucho, diviértete mucho". Las invitas a negociar y les haces saber que cada una de sus preocupaciones serán escuchadas. La primera dice que tiene miedo de ser demasiado indulgente y perder la motivación, y la segunda teme no tener descansos y agotarse. Les pides que lleguen a un acuerdo y les ofreces sugerencias si es necesario. Una vez reunidas, deciden que dejarás de trabajar a las siete y verás un episodio de tu serie favorita todos los días. Es una solución sencilla. Esta es la parte difícil: tienes que cumplirla. Establece un recordatorio y llévala a cabo, porque esto será primordial para ayudar a estas partes a avanzar (por supuesto, usa el sentido común y no aceptes un acuerdo que sea más perjudicial que el conflicto original). Siempre puedes ver cómo va la relación entre ambas. Sigue trabajando con ellas hasta que dejes de estar estancado.

Ahora que trabajaste en la resolución de conflictos internos, es hora de dar un paso hacia un nuevo futuro. En el próximo capítulo, aprenderás a hacer realidad tus sueños con plena confianza.

Ideas clave

- Tus partes protectoras están trabajando duro para mantenerte a salvo.
- Algunos de tus protectores tienen objetivos opuestos que te mantienen estancado.
- En lugar de tomar partido, puedes lograr más pidiéndole a las dos partes polarizadas que lleguen a un acuerdo.
- Asegúrate de cumplirlo.

Capítulo 8

Actúa para favorecer tus objetivos sin perseguirlos

> Muévete por dentro, pero
> no te muevas como te
> hace mover el miedo.
> **Rumi**

El trabajo interno para sanar es necesario para liberar bloqueos, pero por sí solo no es suficiente para manifestar el futuro que deseas. Sigue siendo imprescindible actuar. Aquí va el secreto: con que actúes lo suficiente, basta. Creo firmemente en la práctica de la economía del esfuerzo. Actúa lo justo y necesario, no más. En serio. Para manifestar tus objetivos, no necesitas forzar las cosas. Ni siquiera tendrás que perseguir aquellas que estén alineadas con tu *yo*. De hecho, cuanta más energía propia tengas, más cosas buenas llegarán a tu vida de forma natural. A veces te dejas llevar y es como si el éxito te persiguiera, al menos por un tiempo.

En el taoísmo, esta forma de dejarse llevar se denomina *wu wei*. Básicamente, se traduce como acción sin esfuerzo. Se da cuando actúas sin forzar las cosas y en armonía con el universo. En ese momento, tienes el máximo poder y puedes manifestar con facilidad y, a veces, con mucha rapidez. Es la diferencia entre hacerlo desde las partes de tu niño interior herido, es decir, tus protectores, y desde el *yo*. Este se siente confiado y no se apega a los resultados. Conforme vayas incorporando más energía propia, tu sistema nervioso se irá regulando y no tendrás miedo de perder aquello que estás tratando de manifestar. Tus acciones no se verán afectadas por una energía de supervivencia o desesperación. No te impulsa la desregulación ni el miedo a más heridas y descontrol. Esto eleva tu manera de manifestar, porque va de una necesidad no satisfecha a un modo de expresar tu divinidad. Es más fácil mover montañas cuando la energía del ser impulsa tus objetivos.

Eso no quiere decir que puedas quedarte sentado y volverte pasivo ni que la acción constante no sea necesaria. Habrá temporadas en tu vida en las que se te exigirá una gran cantidad de movimiento. Por ejemplo, si acabas de tener un bebé, tu vida se llenará de pequeñas acciones diarias. Ocurre lo mismo cuando empiezas un negocio. Tendrás que adoptar muchos roles y emprender millones de actividades. Sin embargo, incluso en esas épocas, la energía detrás de tus acciones importa. Puedes actuar aceptando tus circunstancias y hacer todo lo posible para tener compasión por ti, pedir apoyo y regular tu sistema nervioso, o puedes resentir el momento presente y luchar contra él todo el tiempo. Ninguna de las dos opciones será fácil, pero una será mucho menos dolorosa. La clave seguirá siendo actuar sin forzar las cosas.

El uso de la fuerza y el sobreesfuerzo proviene de sentimientos de impotencia. En cambio, cuanta más energía propia incorporas, más poderoso te sientes. Sin embargo, sé lo difícil que puede ser empoderarse cuando tu niño interior está gritando que quiere —mejor dicho, necesita— algo desesperadamente. Cuando estás apegado a un resultado, es una señal inconfundible de que estás fusionado con tu niño interior herido y necesitas desfusionarte y calmarlo. Si no, tus acciones tendrán tanta energía de supervivencia con ellas que cada vez te resultará más difícil soltar el mando. Ese es el momento de detenerse y dar un paso atrás. Siempre que tengas que aferrarte a algo, perseguirlo, insistir en ello o forzarlo, es hora de regular y reparentalizar. Esto también se aplica a situaciones en las que te sientes tan paralizado por el miedo que no puedes actuar en absoluto. Es hora de dejar aquello que estés intentando lograr, regularte y reparentalizarte.

Te compartiré mi caso. Yo he tenido momentos paralizantes —por ejemplo, quedarme horas viendo programas en lugar de trabajar en un objetivo que anhelo— y de sobreesfuerzo. También he experimentado la confianza de ser guiada por mi *yo* hacia mis propósitos sin resistencia alguna. De hecho, tengo una lista de mis experiencias con el sobreesfuerzo. Me sirve de recordatorio de que en cuanto dejo de forzar o perseguir algo que no es para mí, siempre llega algo perfecto a mi vida. En cuanto libero mi apego de lo equivocado, la solución o manifestación ideal aparece puntual como un reloj. Quizá a ti también te haya ocurrido algo así. Las partes de tu niño interior herido y tus protectores te persiguen, pero tu *yo* simplemente está. Este tipo de presencia es atractiva y permisiva. A veces, se abren las compuertas y se hacen realidad múltiples sueños en el instante en que te rindes al ser (no te preocupes, hablaremos más sobre la rendición en este capítulo y sobre cómo llegar a ella).

El problema con el sobreesfuerzo es que muy pocas veces funciona. La fuerza suele encontrarse con otra que la contrarresta y crea resistencia. Entonces, conforme más lo intentas, peor se pone la situación. El sobreesfuerzo puede verse como algo así:

- Perseguir a alguien de quien estás enamorado o a un ex, aunque esas personas no estén interesadas.

- Tratar de cambiar a una pareja y convertirla en alguien que sea un buen partido para ti.
- Idealizar a un colega, una empresa o un trabajo e ignorar otros que serían más adecuados para ti.
- Ir tras un trabajo o una persona que en apariencia es una buena opción, pero en realidad no se alinea con tus valores u objetivos a largo plazo.
- Negociar por una casa, aunque tu intuición te diga que no es la indicada.
- Usar tácticas agresivas de venta o discursos que ahuyenten a los demás.
- Desvivirse por tratar de dar una buena impresión, en lugar de mostrarte tal como eres y aceptar los resultados.
- Dar demasiado a los demás esperando que un día te lo regresen.
- No respetar los límites de los demás.
- Ignorar las señales de alerta y las barreras que tratan de llevarte hacia una mejor dirección.
- No alejarse de una estrategia que no funciona.

Si estás en el camino correcto hacia tu objetivo, encontrarás obstáculos, pero al final empezarán a disolverse. Si siguen suponiendo un problema o las cosas empeoran, suele ser una señal de que hay algo mejor para ti o una mejor manera de lograr tu sueño. Lo que esté ocurriendo puede ser un peldaño útil, pero probablemente no te convenga. Insistir, aferrarse y correr tras ello no ayudará. Para disipar la ilusión de que el sobreesfuerzo funciona, hagamos una lista de todo aquello que perseguiste y trataste de forzar.

Tu historial de sobreesfuerzos

Utiliza un diario para hacer este ejercicio o descarga la plantilla en inglés de la página web del libro, http://www.newharbinger. com/53042. Verás cómo las cosas suelen funcionar cuando dejas de perseguir y forzar aquello que no es bueno para ti.

1. Traza una línea vertical en medio de la página.
2. Escribe los números del uno al cinco en la parte izquierda.
3. Piensa en algo que perseguiste o trataste de forzar y no funcionó. Puede ser, por ejemplo, una admisión universitaria, un trabajo, una casa o una relación que deseabas desesperadamente. Anótalo en la parte izquierda, junto a los números.
4. Ahora piensa en lo que obtuviste en lugar de la decepción. Quizá fue la admisión en una universidad distinta, donde conociste a tu pareja. O tal vez un trabajo con una mejor cultura laboral. Tal vez fue una relación con alguien que te trató mejor. Anota eso a la derecha de la línea vertical.
5. Si tienes más de cinco ejemplos, haz una lista más larga y sigue añadiendo momentos.

Observar cómo acaba funcionando todo cuando dejas de esforzarte de más hace que sea mucho más fácil aceptar el "rechazo" o el "fracaso". Aunque al principio solo tengas un ejemplo, es un buen comienzo. Puedes seguir experimentando con esta idea a lo largo del día. Presta atención a las pequeñas cosas que no fluyen en tu vida cotidiana y piensa si te resultarían más sencillas si hicieras una pausa en lugar de presionar. Pregúntate: "¿Hay un método mejor?". Haz unas cuantas respiraciones profundas, concéntrate y permítete sentir qué paso deberías dar ahora.

La verdad es que te mereces algo mejor que una vida en la que insistas constantemente. Mereces mucho más que cualquier cosa o persona a la que tengas que perseguir o forzar. Recuerda que insistir, aferrarse y esforzarse en exceso no son señales de que no seas digno. Más bien, indican que tu sistema nervioso y tu niño interior herido necesitan atención. Son indicios de que debes regular y reparentalizar. Cuando te sientas mejor, podrás pensar de forma más creativa y eficaz. Se te ocurrirán mejores estrategias sin esfuerzo. Y, quizá lo más importante, te abrirás a nuevas posibilidades que podrías haber rechazado mientras estabas en un estado desregulado. Veamos la regulación y la reparentalización un poco más de cerca.

Regulación y reparentalización

Estar regulado y actuar sin forzar las cosas es muy eficaz, sin embargo, debe ser auténtico. Fingir que no te importa y hacerte el duro no es lo mismo que sentirte regulado y seguro. Muchos *coaches* dedicados a la manifestación recomiendan este tipo de estrategias, pero déjame decirte que no las necesitas. No son saludables y los resultados que obtienes con ellas no son nada comparados con la vida plena que puedes tener cuando te sientes verdaderamente regulado y seguro.

Entonces ¿cómo poner en práctica la regulación y la reparentalización cuando empiezas a actuar para lograr tus sueños? En primer lugar, fíjate en qué estado se encuentra tu sistema nervioso en relación con tu objetivo. Si estás ansioso y emprendes demasiadas acciones es una señal de que estás en un estado simpático o hiperactivo. Si ocurre lo contrario (te sientes paralizado, sobrepasado, estancado y estás procrastinando o evitando), probablemente te encuentres en un estado vagal dorsal o hipoactivo. Si estás haciendo lo justo y te sientes bien, estás en un estado vagal ventral. En cuanto sepas el estado en el que te encuentras, utiliza las estrategias del capítulo 3 para regular tu sistema nervioso, ya sea tranquilizándolo o estimulándolo.

Por ejemplo, si estás en un estado simpático y te sientes tan ansioso que no dejas de mandar mensajes a la persona con la que estás saliendo para tranquilizarte, es un buen momento para hacer a un lado el teléfono e ir a caminar o echarte agua fría en la cara. Si estás teniendo problemas para llevar a cabo cualquier acción hacia tu objetivo, habla sobre eso con un amigo que te apoye, conéctate con el plano espiritual o realiza algún ejercicio muy suave. En cuanto te sientas más regulado, estarás listo para emprender una pequeña acción hacia tu propósito.

Reparentalizar es parecido a regular, salvo que, en lugar de ayudar a que tu cuerpo se sienta a salvo, estás apoyando a tu niño interior. En primer lugar, fíjate qué parte de ti se siente ansiosa o estancada. Después, asegúrate de desfusionarte de ella y escucharla. Finalmente, valídala o cálmala desde el *yo*.

En cuanto hayas regulado tu sistema nervioso y reparentalizado tu niño interior, estarás listo para pasar a la acción. Una de las mejores formas de avanzar hacia tus objetivos con la menor cantidad de resistencia y la mayor probabilidad de éxito es dividir los objetivos generales en otros más pequeños y más fáciles de alcanzar. Son los llamados "microobjetivos".

Cómo triunfar de forma segura mediante microobjetivos

Los microobjetivos son, básicamente, objetivos muy pequeños. Una buena regla general es que, cuanto mayor sea el miedo, menor debe ser tu objetivo. Por ejemplo, si tu propósito superior es perder peso, por el momento, tu microobjetivo podría ser sustituir los refrescos por agua. Quizá tenga que ser aún más pequeño, como dar un paseo de diez minutos dos veces a la semana. Sea cual sea, asegúrate de que puedas lograrlo. La intención es obtener una victoria fácil y nada amenazante, algo que no sientas como un gran cambio.

Alcanzar un microobjetivo ayuda a tu sistema nervioso a adaptarse lentamente al cambio. Asimismo, es una experiencia amable que socava los miedos de tus partes. Les muestra lo que es posible de una forma tolerable. Dicho de otro modo, en lugar de ser un *shock* para tu sistema, lograr microobjetivos te permite triunfar de manera segura y sostenible. Evita que te pierdas en el vasto mundo de tus sueños y que te sientas presionado por ellos. Es fácil sentirse un fracasado cuando tu propósito sigue estando lejano. Con los microobjetivos, puedes sentirte triunfal con frecuencia.

Para crear un microobjetivo, piensa en el propósito que estás tratando de alcanzar y pregúntate a menudo lo siguiente: "¿Cuál es el paso más pequeño que hoy podría dar hacia él?". En cuanto logres ese microobjetivo, sigue fijando y alcanzando otros nuevos hasta que consigas tu sueño.

Ahora que has comenzado a emprender pequeñas acciones y sentirte relativamente a salvo, hablemos de cómo puedes usar tu intuición para ver cuáles van más acordes con tu *yo*.

Actúa con inspiración

En los círculos de manifestación se cree que solo deberías emprender acciones que se basen en la intuición o la orientación divina. Esto, a menudo, recibe el nombre de "acción inspirada" o "acción alineada". Desde el punto de vista de los IFS, podría decirse que se trata de una acción acorde con tu *yo* e inspirada por él. Para mí, este es uno de los aspectos más divertidos de la manifestación. Si me siento desregulada, sé que es el momento de regularme y reparentalizarme para luego recurrir a mi interior y permitir que me oriente. Siempre me sorprenden gratamente las respuestas que recibo cuando lo hago.

Antes de descubrir los IFS, durante mucho tiempo practiqué la escritura a lo que yo llamaba mi ser superior en busca de orientación. Le escribía una pregunta, esperaba la respuesta y la anotaba. A veces me llegaba una imagen y también la describía. Enseguida aprendí que podía obtener información sorprendentemente específica siempre que no me limitara a escuchar solo lo que quería oír. Cuanto menos apegada estaba a respuestas concretas, más información intuitiva conseguía. Y como esta era tan exacta, desarrollé una confianza ciega en mi intuición. Incluso cuando las respuestas parecían aleatorias, siempre conducían a resultados asombrosos. Solo me enfrenté a puertas cerradas o consecuencias negativas cuando decidí ir en contra de mi guía interior. Al final, aprendí a escuchar hasta el más leve susurro de mi intuición.

Esta es la forma en la que puedes acceder a tu guía interior y conseguir respuestas intuitivas.

Consulta tu guía interior

Este ejercicio es una conversación sencilla con preguntas y respuestas con tu guía interior. Primero, escribe la letra "P" y luego tu pregunta. Después, escribe una "R" y haz un par de respiraciones profundas con exhalaciones largas. En cuanto te sientas totalmente regulado, espera una respuesta. No tengas expectativas específicas. Solo escribe lo que llegue a tu mente, aunque no tenga sentido. Sigue haciéndolo hasta que sientas que la respuesta está completa. Si quieres obtener más claridad en una imagen o una respuesta, no la interpretes antes de tiempo. Solo haz preguntas de seguimiento y apunta las respuestas. No te olvides de que cuanto menos miedo tengas de la verdad, más información intuitiva recibirás. También puedes descargar una plantilla en inglés para este ejercicio de la página web del libro, http://www.newhar binger.com/53042.

Estos son algunos ejemplos de preguntas con las que puedes empezar:

- ¿Cuál es el siguiente paso que puedo dar hacia este objetivo?
- ¿Tengo que cambiar el rumbo o probar con una estrategia distinta?
- ¿Debería seguir emprendiendo acciones o detenerme y reflexionar?
- ¿Hay algo que aún no haya considerado sobre este objetivo?
- ¿Existe un camino más sencillo para alcanzarlo?
- ¿Hay algo de lo que tenga que ocuparme hoy y que me ayude a avanzar hacia él?
- ¿Qué es lo que me está bloqueando para lograr este objetivo?
- ¿Hay algo que tenga que dejar ir para manifestar este objetivo?
- ¿Estoy emprendiendo la cantidad adecuada de acciones hacia él?

¿Cómo te sientes? ¿Has conseguido respuestas inesperadas? ¿Has recibido alguna orientación sobre las acciones que debes emprender? En cuanto empiezas a adquirir confianza en tu guía interior, es más fácil esforzarse lo justo, ni más ni menos. Pero ¿cómo saber si ha llegado la hora de dejarlo todo en manos del universo? ¿Cómo sabes cuándo es tiempo de rendirse?

Ríndete

Cuando María comenzó a asistir a terapia conmigo, ya estaba lista para rendirse. Había hecho todo lo que estaba en sus manos para quedarse embarazada y estaba agotada, tanto en el aspecto emocional y físico como en el económico. Tenía 38 años y estaba cansada de los altibajos de la infertilidad. Cuando le expliqué el concepto de trauma por disfunción reproductiva, lloró al sentirse identificada. Me dijo: "Eso es lo que me sucede, padezco un trauma enorme que nadie entiende". Mientras trabajábamos para que lograra procesarlo y sanar su sistema nervioso exhausto, María dijo que solo quería que el universo se ocupara de todo. Como era creyente, le pregunté si quería plasmar esta intención en una oración. Esa noche, le dijo al universo que había alcanzado sus límites humanos y que confiaba en sus designios.

Esa es la esencia de la rendición espiritual. Es cuando actúas y luego dejas que el universo intervenga. En el ámbito de la investigación, la rendición espiritual se mide según afirmaciones como "hice todo lo posible y luego lo dejé en manos de Dios".[1] A veces, la gente confunde rendirse con no actuar. Pero eso es totalmente falso. Estas son algunas maneras problemáticas de enfrentarse a una situación que tienden a disfrazarse de rendición espiritual:

- No resolver activamente ninguna dificultad porque estás atrapado en un estado vagal dorsal y te sientes impotente. En la investigación sobre la psicología de la espiritualidad, esto se denomina "estilo de afrontamiento diferido".[2] Cuando te dejas llevar por el universo, significa que no haces gran cosa por resolver tus asuntos. Renuncias a toda responsabilidad y esperas que él se ocupe de ellos sin ninguna cooperación de tu parte. Esto es distinto de la rendición espiritual, y se asocia a problemas de salud mental.
- Negociar y suplicar al universo que manifieste el resultado que deseas. Esto se denomina "estilo de afrontamiento suplicante", y se vincula a problemas de salud mental.[3]
- Intentar obtener el control haciendo lo que crees que es rendirse. Es entonces cuando tus partes protectoras intentan convencerte de que en efecto lo has hecho, aunque en realidad es una estrategia para conseguir lo que quieren.

Si en estos momentos no puedes rendirte, piensa en adoptar un estilo de afrontamiento colaborativo, es decir, considerar al universo como un compañero. En el ámbito de la investigación, se mide con afirmaciones como "He intentado de poner en marcha los planes junto con Dios".[4] Es cuando trabajas con el universo para encontrar el significado de situaciones difíciles e idear soluciones para afrontar los problemas. Este tipo de enfoque se asocia a una salud mental positiva.

Otra forma de observar la rendición es que, en realidad, no te estás rindiendo a algo externo, sino a tu *yo*, que siempre está contigo y sabe exactamente lo que necesitas. Cuando te rindes a la esencia divina que está dentro de ti actúas con claridad, confiando en que te brindará las soluciones perfectas en el momento indicado. Aunque puede ser frustrante emprender acciones sin estar seguro de hacia dónde llevan, las investigaciones muestran que este tipo de enfoque puede ayudarte a crear una vida motivada por la inspiración.

La doctora Lisa Miller, profesora de la Universidad de Columbia y autora de *El cerebro despierto: la nueva ciencia de la espiritualidad y nuestra búsqueda de una vida inspirada*, distingue entre dos modos de conciencia basados en estudios de imágenes por resonancia magnética funcional: alcanzar la conciencia y la conciencia despierta.[5] La primera se refiere a la perspectiva que necesitas para controlar tu vida. Su principio rector es conseguir y mantener lo que quieres. Sin embargo, cuando se abusa de ello, cambia el cerebro y se asocia al estrés, la depresión y la ansiedad. Por su parte, la segunda significa que eres un buscador. Tu forma de ver la vida no se trata de lo que puedes obtener, sino de lo que la vida quiere mostrarte. Te permite percibir más opciones, oportunidades y conexiones. Podrías pensar que solo necesitas tener una conciencia despierta y renunciar a todo control, pero, según Miller, esto no es del todo práctico ni posible. De hecho, lo ideal es tener lo que ella denomina una "orientación de búsqueda", porque integra ambas conciencias. Así, puedes vivir con mayor plenitud al estar abierto a lo que el universo te muestra y actuar para conseguirlo.

Pero ¿qué ocurre si te rindes o emprendes una acción inspirada solo para descubrir que tu guía interior te lleva a otra parte? ¿Y si empiezas a dudar de que tu plan esté alineado con el que tu *yo* o el universo tienen reservado para ti? Entonces es posible que haya llegado el momento de evaluar si de verdad quieres seguir persiguiendo tu objetivo.

¿Cuándo es el momento de renunciar a un sueño?

Tal vez llegue un punto en el que te preguntes si deberías seguir persiguiendo tu sueño. Renunciar a anhelos que ya no te sirven puede liberarte para perseguir otros basados en tus valores o más dirigidos por tu *yo*. También puede mejorar tu salud mental si el camino ha sido extremadamente agotador. Al fin y al cabo, si vas tras un propósito que parece que nunca conseguirás, te expones a la depresión. Los objetivos inalcanzables —como intentar obligar a tus padres o a tu pareja a cambiar— te mantienen estancado y te hacen sentir que no hay esperanza. Utiliza el siguiente ejercicio para evaluar si ha llegado el momento de seguir adelante.

¿Deberías renunciar a tu sueño?

Tu "sueño" puede ser un objetivo o una forma muy concreta en que quieres que este se desarrolle. Por ejemplo, podría ser convertirte en actriz o protagonizar una película con tu director favorito. Piensa en tu mayor anhelo mientras respondes a las siguientes preguntas en tu diario:

- ¿Este sueño tiene demasiado poder sobre mi autoestima?
- ¿Me sirve este sueño?
- ¿Perseguir este sueño me está costando mis relaciones, mi salud o mi economía?
- ¿Este sueño es alcanzable, o perseguirlo me pone en riesgo de depresión?
- ¿Este sueño es alegre y significativo para mí, o es mi niño interior herido intentando satisfacer sus necesidades a través de él?

- ¿Este sueño es un objetivo basado en una herida? ¿En última instancia limitará mi capacidad de experimentar y expresar mi verdadero y auténtico *yo*?
- ¿Qué creo que me dará este sueño? ¿Puedo tener alguna de esas cosas ahora?
- ¿Perseguir este sueño está perjudicando mi salud mental?
- ¿Y si mi salud mental sigue empeorando a causa de este sueño?
- ¿He hecho lo suficiente para manifestar este sueño?
- ¿Este sueño es urgente?
- ¿Perseguir este sueño me impide agradecer por las cosas que van bien en mi vida? ¿Me está desviando del momento presente?
- ¿Perseguir este sueño me está haciendo perder mis otros sueños?
- ¿Perseguir este sueño me está amargando o me está ayudando a ser mi mejor *yo*?
- ¿Qué podría ganar cambiando, restándole prioridad o dejando ir este sueño?
- ¿Sería más feliz si aceptara las cosas como son en lugar de soñar con una vida diferente?
- ¿Es necesario un milagro o una suerte extrema para cumplir este sueño? Si es así, ¿cuánto tiempo estoy dispuesto a esperar? ¿Hay otras formas de utilizar mi energía para manifestar el bien en mi vida?

Si has reflexionado sobre estas preguntas, es posible que decidas que tu sueño ya no es adecuado para ti. El duelo es natural cuando te das cuenta de que no merece la pena seguir persiguiéndolo. Sé compasivo contigo mismo y date tiempo. Puede que hayas construido toda tu identidad o estilo de vida en torno a él, y no será fácil cambiarlo de la noche a la mañana. Una vez que empieces el proceso de dejarlo ir, sopesa lo que estás ganando. Quizá luchar por él te estaba haciendo daño. ¿Puedes visualizar cómo podrías sanar una vez que dejes de invertir energía en ese antiguo sueño? ¿Puedes dar media vuelta y redirigir esa energía hacia ti mismo? ¿Puedes dar al pequeñín que llevas dentro un poco de amor y apoyo para que no sienta dolor? En cuanto lo hagas, comenzarás a hacer espacio para que llegue algo nuevo.

En mi experiencia, los sueños guiados por el *yo* emergen y se manifiestan rápidamente cuando dejamos ir aquellos que nos producen dolor. Dedicamos más tiempo a fluir y el universo parece apoyar nuestros nuevos objetivos. Perseguir no es necesario cuando estamos abiertos a cosas que son buenas para nosotros. Como afirma Eckhart Tolle en sus enseñanzas sobre la manifestación consciente: "Si una serie de acciones está en consonancia con lo que quiere el universo, se potenciará".[6]

En el próximo capítulo, aprenderás a reconfigurar el cerebro para abrirte a nuevas posibilidades.

Ideas clave

- El sobreesfuerzo proviene de la desregulación y los sentimientos de impotencia.
- Cuando te sientas desregulado y te percates de que estás esforzándote demasiado, recuerda regularte y reparentalizarte.
- Los microobjetivos te ayudan a triunfar con seguridad, porque te permiten adaptarte al cambio de forma gradual.
- Rendirte no significa no actuar; más bien, es emprender acciones y luego dejar que el universo se una a ellas.

Capítulo 9

Acoge las emociones positivas para tener nuevas posibilidades

> Debemos enseñarle al cuerpo qué
> emociones sentirá en el futuro antes
> de que ocurra, y hay que hacerlo
> en el momento presente.
>
> DOCTOR JOE DISPENZA, *Sobrenatural*

En este capítulo aprenderás a reconfigurar el cerebro y a llenarlo de emociones positivas mientras visualizas nuevas posibilidades. Antes de explicar cómo te ayudará esto a manifestar, hablemos de lo que nadie quiere hablar. Acceder a las emociones positivas puede ser complicado por muchas razones cuando se tiene un pasado traumático, incluidas las mencionadas en el capítulo 1 sobre la positividad tóxica. No es fácil sentir alegría, gratitud, aprecio, esperanza, entusiasmo y anticipación positiva a menos que te sientas a salvo. Es necesario que tu sistema nervioso se encuentre en un estado vagal ventral. Incluso es posible que haya partes de tu niño interior que tengan miedo de sentir emociones positivas. Ellas también tienen que sentirse seguras. Por eso, si tienes traumas a cuestas, regular y reparentalizar son los dos primeros pasos para manifestar.

Veamos el caso de Jordon. Una amiga le habló sobre la técnica de la manifestación, y le prestó un libro sobre el tema. Había sufrido malos tratos durante toda su infancia y quería encontrar una forma para crear un futuro más positivo. Este método parecía haber ayudado a su amiga, quien le explicó que los pasos eran muy sencillos. Le dijo: "Para atraer lo que quieres, todo lo que debes hacer es perdonar a todo el mundo y sentirte agradecida por todo". A Jordon le dio un vuelco el corazón. Anhelaba un futuro con amor y éxito, pero el simple hecho de pensar en perdonar a sus padres y sentirse agradecida por sus experiencias en la infancia le parecía retraumatizante. A pesar de sus grandes reservas, trató de hacerlo, pero lo único que consiguió fue que empeoraran los síntomas de su trauma. Aumentaron los recuerdos, la disociación, el insomnio y la vergüenza. Jordon decidió que no podía manifestar el futuro que deseaba si para ello debía experimentar más dolor emocional. Se dio por vencida y siguió luchando con sus viejos patrones y conformándose con menos de lo que se merecía.

Lamentablemente, muchos supervivientes de traumas que aprenden a manifestar intentan forzarse a perdonar o a sentirse agradecidos por haberlos padecido. En las comunidades espirituales, a menudo se les dice que es algo que deben hacer por muchas razones: para limpiar su energía, para tener una vibración más elevada, para atraer cosas buenas..., lo que sea. El perdón y la gratitud se consideran el precio de entrada a una buena vida. Antes de hablar de una versión sana y sensible al trauma de las emociones positivas, vamos a aclarar este mito ahora mismo.

Desmontando mitos sobre la manifestación: "Tienes que perdonar"

Hay una práctica del perdón muy popular en los círculos de manifestación que se llama *Ho'oponopono*. Es un mantra curativo tradicional hawaiano que, se cree, libera de las experiencias negativas. Consiste en decir repetidamente lo siguiente: "Lo siento. Por favor, perdóname. Te doy las gracias. Te quiero". La idea que subyace a esta práctica es que limpia el pasado y te invita a asumir toda la responsabilidad de tu vida. Otras técnicas bastante difundidas se centran en perdonar a los demás por lo que te hicieron. Si este tipo de ejercicios te ayudan y ves resultados positivos, por supuesto, utilízalos. O si quieres usarlos para pedir perdón a tu niño interior por no atenderlo en el pasado, también está bien. Si no, no pasa nada, no creas que es necesario y que no tienes remedio.

Centrarse en perdonarse a uno mismo puede ser perjudicial para los supervivientes de traumas, porque es probable que terminen autoculpándose. Tratar de forzar el perdón, sobre todo hacia quienes infligieron el daño sin responsabilizarlos por sus actos, puede ser extremadamente retraumatizante. En lugar de dejar ir el pasado, este tipo de prácticas puede exacerbar los síntomas de trauma o acabar en una elusión espiritual. La verdad es que el perdón no es necesario para sanar ni para manifestar. Para sanar, debes regular tu sistema nervioso y reparentalizar a tu niño interior. Al hacerlo, podrás liberar la energía del pasado sin necesidad de perdonar (aunque, si el perdón llega, también está bien).

Por ejemplo, supongamos que Jordon hubiera aprendido un método de sanación sensible a los traumas que incluyera la regulación y la reparentalización. Se habría sentido fortalecida por la posibilidad de dejar ir el pasado y decidir que sería ella quien rompería el ciclo, la primera en poner fin a la transmisión de traumas en la familia. En el proceso, quizá se encontraría con sentimientos de ira por lo que le ocurrió a la pequeña Jordon y pena por el amor y la protección que nunca recibió. En lugar de tratar de comprender a su familia maltratadora y el motivo por el que actuó de esa forma, se centraría en reparentalizar a su niña interior para que se sintiera protegida y segura. Comenzaría a respetarse a sí misma y a dar prioridad a sus necesidades emocionales y establecer límites. Con ello, Jordon podría liberarse del trauma intergeneracional que llevaba dentro sin necesidad de perdón ni gratitud. La única relación en la que tendría que concentrarse es con ella misma.

Ahora que sabes que el perdón y la gratitud no son necesarios para liberarse del pasado, veamos cómo acoger las emociones positivas, considerando tus traumas, puede ayudarte a manifestar el futuro que anhelas.

Cómo utilizar los estados emocionales positivos para reconfigurar el cerebro

En capítulos anteriores, has aprendido a regular tu sistema nervioso y a reparentalizar a tu niño interior. Ahora aprenderás el último paso para manifestar considerando el trauma: reconfigurar tu relación con tus objetivos. Aunque tu cuerpo y tu niño interior se sientan más seguros, puede que aún pienses que esperar y creer en posibilidades positivas esté fuera de tu alcance. Al fin y al cabo, si sufriste un trauma, tu cerebro fue programado para la hipervigilancia, no para la esperanza. Buscas y esperas que ocurra lo peor, no lo mejor. Para invertir este patrón, tendrás que enseñar activamente a tu cerebro a abrirse a la posibilidad de que vengan cosas buenas. Ni siquiera necesitarás creer que algo bueno va a ocurrir, basta con que creas que algo bueno podría ocurrir. Para ello, vincularemos los estados emocionales positivos con tus propósitos.

Quizá recuerdes de tu clase de ciencias naturales que las neuronas que se activan juntas permanecerán conectadas (se conoce como la ley de Hebb). Estas conexiones cerebrales se establecen cuando dos cosas ocurren de forma simultánea. Por eso, las señales sensoriales —como los aromas— pueden evocar recuerdos con tanta facilidad. Usaremos esto a nuestro favor para crear conexiones cerebrales positivas. Para ello, te propongo una idea sencilla: intenta concentrarte en manifestar tus objetivos únicamente cuando estés en un estado regulado o experimentando una emoción placentera. Para simplificarlo, diremos que estamos de humor para manifestar.

Cuando te encuentres en ese estado, concéntrate en manifestar. Visualiza, mira tu tablero de visión, sueña despierto, repite afirmaciones, emprende acciones inspiradas, escucha pódcasts sobre manifestación y planifica tu futuro. Cuando estés desregulado y experimentes un estado emocional desagradable o problemático, deja de lado estas actividades. En lugar de eso, céntrate en regular, reparentalizar o simplemente vivir la vida.

En el capítulo 2, expuse la idea de estar de humor para manifestar. Quiero aclarar ahora por qué es tan potente hacerlo solo durante este trance. El motivo es que es difícil ser optimista y tener esperanza en el futuro en un estado desregulado. La corteza prefrontal —el cerebro pensante— se ve afectado cuando nos desregulamos, por lo tanto, es difícil pensar y planear de forma clara y racional. Con un humor "negativo", tu sesgo de negatividad se recrudecerá y será más probable que te fijes en las cosas negativas. A esto se le llama "sesgo atencional congruente con el estado de ánimo", es decir que este último percibe más fácilmente las cosas que lo confirman. Cuando estás de humor "negativo", también estás más predispuesto a los pensamientos y recuerdos de esta naturaleza. Esto se debe a que es más sencillo ver a través de la lente de la emoción actual y recuperar de la memoria la información congruente con ese estado anímico.

En otras palabras, los cambios de humor conllevan cambios en la forma de pensar. Los estados de ánimo "negativos", desagradables o problemáticos se centrarán en lo pesimista y en recuerdos dolorosos. Por su parte, los estados de ánimo positivos se centrarán en lo optimista y en recuerdos agradables. En resumen, tus emociones influyen en lo que percibes, piensas y recuerdas. No hay por qué avergonzarse de este sesgo relacionado con el estado de ánimo y tampoco hay por qué salir corriendo hacia la positividad tóxica para remediarlo. Basta con que te percates de que estás experimentando una emoción difícil o un estado desregulado y trabajes para regularte o reparentalizarte. Sé amable y gentil contigo mismo si no siempre te resulta fácil regularte. Nadie permanece en ese estado todo el tiempo. Solo considera que, cuando estás desregulado, tus pensamientos sobre la manifestación y tu futuro tendrán sesgos negativos. Yo lo llamo "ver a través de la lente de la desregulación". No es un reflejo de lo que es posible para ti; simplemente es un momento durante el cual es difícil creer que vendrán cosas buenas.

En cuanto estés en un estado regulado, te será más fácil tener pensamientos constructivos y expectativas positivas. Tus pensamientos se inclinarán naturalmente hacia ello. Durante este tiempo, te resultará más sencillo creer en la realización de tus sueños. La siguiente tabla te ayudará a ver cada estado y cómo se siente.

Estados del sistema nervioso y la manifestación de objetivos

Desregulado	Regulado, "estar de humor para manifestar"	Desregulado
Fuera de la ventana de tolerancia.	Dentro de la ventana de tolerancia.	Fuera de la ventana de tolerancia.
Hiperactivación.	Activación óptima.	Hipoactivación.
Estado simpático.	Estado vagal ventral.	Estado vagal dorsal.
Modo supervivencia.	Modo de crear y prosperar.	Modo supervivencia.
Sentirse inseguro.	Sentirse seguro.	Sentirse inseguro.
Sentirse ansioso, enfadado.	Sentirse tranquilo, confiado.	Sentirse desesperado, desamparado.
Duda.	Creencia.	Incredulidad.
Pensamientos ansiosos.	Pensamientos constructivos.	Pensamientos pesimistas.
Demasiada acción.	La cantidad "justa" de acción.	Acción insuficiente.
"Hay un solo camino hacia mi objetivo".	"Hay muchos caminos hacia mi objetivo".	"No hay caminos hacia mi objetivo".
"Es imposible sin forzar".	"Es posible".	"Es imposible".
"Debo manifestarlo".	"Estoy bien con o sin ello".	"No puedo manifestarlo".

Al centrarte en manifestar solo cuando estés de humor para ello, vincularás pensamientos y expectativas positivos con tus sueños.

Mediante la repetición, reprogramarás tu respuesta habitual a tus objetivos y pasarás de la duda y la incredulidad a la esperanza y la posibilidad. Con el tiempo, alcanzarás un punto de inflexión en el que comenzarás a esperar que ocurran cosas buenas. Como resultado, tendrás confianza y estarás abierto a diversas alternativas. Al fin y al cabo, cuando crees que algo es posible, esperas que las soluciones lleguen. Esto se convierte en una profecía autocumplida. Tu sistema de activación reticular (la parte de tu cerebro que escanea tu entorno para determinar lo que es importante) empezará a notar más oportunidades. Buscará información que coincida con aquello que has estado visualizando.

Ahora, veamos formas sensibles al trauma para acceder con amabilidad y tolerancia a estados emocionales positivos, de modo que puedas sentirte de humor para manifestar con mayor frecuencia.

Destellos

Los destellos —término acuñado por la psicoterapeuta y escritora Deb Dana— son lo opuesto a los detonantes.[1] Estos últimos son señales que indican peligro y activan una respuesta de alerta. Pueden ser imágenes, olores, sonidos o símbolos que evoquen emociones "negativas", te desregulen y exijan estrategias de afrontamiento. Sin embargo, los destellos son una señal de seguridad. Son aquellas cosas de tu entorno que te indican que está bien relajarse, porque estás a salvo. Se trata de micromomentos de energía vagal ventral que te hacen sentir bien. En otras palabras, son algo placentero que despierta una sensación de alegría, esperanza, pertenencia, asombro o gratitud genuina. Puede ser cualquier cosa, desde ver un arcoíris hasta tomar una buena taza de café, dependiendo de tus preferencias.

Estos son algunos ejemplos de destellos:

- Una cara amable
- El aroma a flores frescas
- Un hermoso amanecer
- Copos de nieve brillantes
- Una manta suave
- El sol en la piel
- Un acto de bondad

Para obtener el efecto estimulante de los destellos, debes buscarlos activamente. Como son sutiles y fugaces, tendemos a no percibirlos porque estamos programados para buscar amenazas y enfrascarnos en ellas. Este sesgo negativo es aún más pronunciado en los supervivientes de traumas, a quienes les resulta difícil percibir lo bueno. En consecuencia, es necesario buscar destellos y detenerse lo suficiente para asimilarlos. Debemos orientarnos intencionalmente hacia los momentos placenteros y ampliar nuestra capacidad para brindarles un espacio. Prueba el siguiente ejercicio para permitirte encontrarlos y saborearlos.

Ve en busca de destellos[2]

En este ejercicio, vas a buscar destellos de manera consciente. Cuando comiences, fija un número alcanzable. Puedes empezar buscando uno cada día. Cuando te sientas cómodo con ello, intenta encontrar más.

1. Establece la intención de buscar destellos.
2. Mantén un registro en tu diario de los destellos que encuentres. Esto te ayudará a recordar todo lo bueno que te rodea.
3. Reconoce las señales que te indican que encontraste un destello. Tu cuerpo se siente relajado y a salvo. Te sientes alegre, conectado, agradecido o esperanzado.
4. Si puedes, saborea el destello quedándote con la sensación durante unos pocos segundos.
5. Más adelante, reflexiona sobre los destellos que experimentaste. Fíjate si existe un patrón del tipo de personas, lugares, actividades y objetos que te entusiasman. ¿Puedes tener más de ellos en tu vida?

Emprender una búsqueda de destellos puede parecer sencillo, pero estos pequeños momentos de emociones positivas son poderosos. Pueden brindarte esperanza cuando estés desanimado o desregulado y lleves días sin estar de humor para manifestar. Incluso pueden ayudarte a ampliar tu ventana de tolerancia al permitir que tu sistema nervioso experimente seguridad y alegría de forma regular. En cuanto desarrolles la práctica de sintonizar con ellos, empezarás a anticiparte a encontrarlos en tu día. Y, antes de que lo notes, ¡aparecerán por todas partes!

Llevar un registro de tus destellos en un diario es bastante útil porque puede proporcionarte información sobre lo que le hace sentir bien a tu sistema nervioso. Solo asegúrate de que tus búsquedas no se vuelvan rígidas ni se estanquen. Deja espacio para la flexibilidad y la variedad. Por ejemplo, si te das cuenta de que tu parque favorito ya no te proporciona una sensación de paz y tranquilidad, prueba con otro o quizá con un tipo de actividad completamente diferente. Para asegurarte de que tienes suficientes oportunidades de encontrarlos, haz una lista de diversas experiencias placenteras y prográmalas. Es demasiado fácil caer en la rutina y olvidarse de dedicarles tiempo a estos instantes.

En cuanto domines la técnica de advertir y experimentar micromomentos de emociones positivas, estarás listo para emociones expansivas.

Resplandores y emociones expansivas

Un resplandor es un estado más profundo o expansivo de seguridad y alegría.[3] Un destello puede convertirse en un resplandor si permaneces con él al menos treinta segundos.

En lugar de seguir adelante, puedes absorberlo todo: las sensaciones, las emociones positivas y los pensamientos que surgen como resultado del destello. Al asimilar la experiencia un poco más, la interiorizarás deliberadamente y facilitarás el acceso a las emociones positivas más adelante. El psicólogo Rick Hanson llama a esto asimilar lo bueno.[4] Afirma que hacer una pausa para sentir y permitir que se asienten estas experiencias reconfigura nuestro cerebro para superar nuestro sesgo natural de negatividad. Cuanto más te imbuyas en ellas, más difícil te resultará ignorarlas en el futuro. Esto es cierto, sobre todo, cuando las intensificas.

Pero ¿cómo intensificar una experiencia positiva para absorber de ella todos los buenos sentimientos? Escribo estas líneas temprano, cuando el mundo está tranquilo. Mi labrador negro duerme felizmente a mis pies mientras yo tomo mi café favorito y escucho a los pájaros en el exterior. Me doy cuenta de que es una experiencia positiva: la sensación de estar sola sin sentir soledad.

Las pequeñas alegrías que brindan las mascotas dormidas y el aroma de la vainilla francesa. Sé que es fugaz y que pronto la casa empezará a retumbar de actividad. Me detengo para ponerme la mano sobre el corazón y asimilarlo todo. Se me humedecen los ojos al hacerlo. Me siento conmovida por este instante de gratitud. Cada vez que me concentro en mi corazón de este modo, siento como si se abriera por primera vez. Permanezco con esa sensación todo el tiempo que puedo, aproximadamente un minuto, y luego la dejo ir. Como todos los sentimientos, incluso los más viscerales, es transitorio.

Para experimentar una emoción expansiva, debes abrirte a ella y sentirla en tu cuerpo durante unos segundos. Hazla tan grande y plena como puedas y sumérgete en ella. Siéntela en tu corazón. Permítete a ti mismo, y a cualquier parte de tu niño interior que lo necesite, nutrirte de ese sentimiento. Absorbe la experiencia y hazla parte de ti. Deja que cada célula de tu cuerpo resplandezca con ella. Para ir un paso más allá, hazlo con la intención de tener más cosas buenas en tu vida.

Permanecer con sentimientos tan fuertes no siempre será fácil, y eso está bien. Son experiencias emocionales intensas que no forzosamente necesitas mantener. La mayoría de los días es mejor buscar el equilibrio. No todos los momentos tienen o deben tener la magnitud de un concierto. Vislumbra los destellos y te abrirás a nuevas posibilidades. Atrápalos y perderán su magia. Amplifícalos y luego déjalos ir. Si junto a ellos surgen sensaciones "negativas", también está bien. Solo deja espacio para que estén en un segundo plano y céntrate en la emoción positiva expansiva.

Con el tiempo, te darás cuenta de que puedes acceder a emociones positivas intensas y amplificarlas bajo determinadas condiciones. Quizá sea a través de la música en vivo, el ejercicio, los viajes, la naturaleza o al pensar en alguien o algo que amas. Es bueno tomar conciencia de ellas y empezar a utilizarlas intencionalmente para crear estados emocionales autoinducidos. Por ejemplo, existen tres situaciones gracias a las cuales yo puedo experimentar esto:

1. **Conduciendo sola, con las ventanas bajadas y mi música favorita a todo volumen.** Es una experiencia multisensorial que me brinda una sensación de autonomía y libertad que me encanta. Como la música es un espléndido potenciador del estado de ánimo que puede inducir e intensificar un sentimiento con facilidad, a veces escucho una lista de reproducción específica que hice para amplificar determinada emoción (no hace falta decir que siempre tengo cuidado con la seguridad y la velocidad).

2. **Al contemplar un extenso paisaje.** En mi caso, suele ser una experiencia espiritual. Me brinda una sensación de asombro y trascendencia. En momentos así, mis preocupaciones parecen insignificantes y temporales. Los océanos, las montañas o un cielo lleno de estrellas me inducen enseguida a este estado (hay estudios que demuestran que observar e incluso oler la naturaleza puede mejorar muchísimo el estado de ánimo).[5]

3. **Al recordar experiencias positivas del pasado que grabé intencionalmente en mi memoria.** No hablo de ir repasando recuerdos para encontrar algunos buenos. Si haces eso, podrías desencadenar alguno traumático, sobre todo cuando tienes un trauma complejo. Me refiero a aquellos que identifiqué como experiencias positivas en el momento. Por lo general, los elijo diciendo "quiero recordar

esto", mientras los asimilo (hay estudios que demuestran que tener recuerdos felices puede mejorar muchísimo tu estado de ánimo.[6] Considerando el trauma, hice modificaciones para escoger recuerdos positivos sencillos sin necesidad de escarbar en el pasado).

Las emociones son especialmente poderosas y conviene amplificarlas. Sentir amor, aprecio, compasión o tomar una experiencia positiva e imaginar que llena tu pecho tendrá un efecto en tu corazón. Liberarás oxitocina (la hormona del amor) para reducir rápidamente el estrés y hacerte sentir bien. Tras observar la variabilidad de la frecuencia cardiaca, investigaciones del HeartMath Institute han demostrado que las emociones positivas, como el cariño y la alegría, crean un patrón de ritmo cardiaco en forma de onda más ordenado, al cual denominan coherencia cardiaca.[7] En este estado, las dos ramas de tu sistema nervioso autónomo (el simpático y el parasimpático) se sincronizan entre sí. En cambio, cuando te encuentras en un estado incoherente, no se sincronizan, y el patrón de tu ritmo cardiaco parece errático e irregular en lugar de ondulatorio.

La coherencia cardiaca no solo es importante para la salud y el bienestar, sino que se ha abordado como una herramienta para manifestar. De acuerdo con el doctor y escritor Joe Dispenza, una emoción elevada —aquella que facilite la coherencia cardiaca— es magnética, y cuando va emparejada con una intención clara cambiará tu energía y tendrá el poder de producir el efecto deseado.[8] Me gustaría proponerte que pruebes esta técnica como un experimento psicológico. Combinar estos dos elementos desde el corazón te brindará más optimismo y los beneficios físicos y mentales de las emociones positivas. Te sentirás bien y estarás más abierto a posibilidades. Si crees en un componente energético de la manifestación, también estarás conectándote con una nueva realidad potencial y la estarás llamando en un sentido muy real. De cualquier manera, te estarás acercando a tu objetivo.

El siguiente ejercicio es similar al del resultado deseado que aprendiste en el capítulo 2. Es una práctica de visualización, salvo que esta vez te enfocarás más en la experiencia fisiológica. La visualización es un método comprobado científicamente para mejorar el rendimiento y el éxito en muchas áreas. Los psicólogos que la estudian la llaman ensayo mental. En esta actividad, ensayarás en tu mente (y, sobre todo, en tu cuerpo) lo que sentirás cuando alcances tu objetivo para luego ampliar esa emoción. Después, compartiré contigo la variación que utilicé para quedar embarazada.

Visualiza tu resultado deseado con emociones expansivas

1. Primero, asegúrate de que estás de humor para manifestar. Si no lo estás, mejor regúlate o reparentalízate y vuelve a intentarlo después.
2. Ponte cómodo. Relaja el cuerpo y cierra los ojos si quieres.
3. Piensa en tu objetivo e identifica claramente el resultado que te gustaría experimentar.
4. Después, identifica el sentimiento que tendrás en cuanto lo alcances. Puede ser alegría, paz o entusiasmo, por ejemplo.
5. Imagina el resultado con detalles multisensoriales intensos, como si lo estuvieras viviendo. Visualízalo como en realidad virtual y piensa que te estás moviendo por la escena (no trates de reflexionar cómo alcanzarás el objetivo. Deja es-

pacio para distintos caminos posibles y céntrate únicamente en el logro).

6. Luego concéntrate en la sensación de triunfo. Deja que empiece como un destello —una pequeña experiencia positiva— y luego expándelo hasta convertirlo en un resplandor. Encuentra la postura y la respiración que alimenten ese sentimiento. Felicítate. Siente todo tu cuerpo lleno e irradiando éxito. Deja que esta emoción crezca y después permanece con ella durante unos segundos.

7. Ahora céntrate en ella. ¿Cómo te sientes al lograr tu objetivo? Deja que el sentimiento comience como un destello y que luego se expanda por todo tu cuerpo. Si puedes, imagina que se instala en tu corazón y te fortalece. Respira profundamente con exhalaciones largas. Permite que te llene, se haga más profundo e irradie. Permanece con él durante unos segundos y siéntete brillar.

8. Cuando estés listo, abre los ojos y ve adaptándote poco a poco a la habitación.

¿Qué sientes por tu objetivo después de este ejercicio? Espero que te haya brindado la sensación de que lo que quieres es posible. Ahora que tienes a todas esas neuronas trabajando juntas para que se conecten, te hablaré sobre mi experiencia de visualización.

Mi experiencia de visualización

Tengo un largo historial de éxitos con la visualización. Sin embargo, como recordarás, en la introducción expliqué que esto se interrumpió cuando viví la experiencia de la infertilidad tras años de investigarla para mi tesis. Durante un tiempo, sencillamente estuve desregulada. Entonces, un día se me ocurrió la idea de los estados anímicos para manifestar. Decidí que solo me centraría en la manifestación y el embarazo cuando estuviera regulada. Esto me permitió volver a disfrutar de la visualización. Incluso creé una práctica en torno a la regulación.

Era el verano antes de entrar a un nuevo puesto como psicóloga, así que tenía dos meses libres para mí sola. Casi todos los días, me tumbaba junto a una piscina y visualizaba. Relajaba todo el cuerpo e imaginaba que el sol me llenaba de luz sanadora. Después, visualizaba que estaba sentada en el sofá con una de mis amigas más queridas mientras ella sostenía a mi bebé (esto aportaba el elemento adicional de la corregulación). Lo imaginé con vívidos detalles multisensoriales. El sofá, la habitación, las sonrisas. Me permití sentir alegría y luego amplié la sensación para conectarme de verdad con ella.

Cuando no estaba de humor para manifestar, me ocupaba de mi bienestar emocional y desviaba mi atención de esta práctica. Hacía cosas pequeñas y edificantes para mí misma, para tener una sensación de autonomía y recordarme que mi felicidad no dependía de alcanzar un objetivo. Tras visualizar a mi amiga interactuando con mi bebé en mi sillón durante solo un mes, se me ocurrió la idea de probar un nuevo tratamiento de fertilidad y quedé embarazada antes de que acabara el verano. Unos meses después, mi amiga tenía a mi bebé en brazos en el mismo sillón, tal como yo había imaginado.

Puede que estés pensando que la visualización no siempre funciona tan fácilmente, ¡y tienes razón! Imaginar el resultado no siempre funciona, porque existen muchos pasos y obstáculos en el camino. Peor aún, realizar esta práctica puede acabar con tu motivación para pasar a la acción.[9] Esto se debe a que engaña a tu cerebro haciéndole creer que ya has conseguido el objetivo y libera dopamina para que te sientas bien.

Numerosas investigaciones han demostrado que es igual de importante visualizar (ensayar mentalmente) cómo vas a responder a los retos durante el proceso de manifestación.[10] Tienes que enseñar a tu sistema nervioso a gestionar los factores estresantes que inevitablemente surgirán. Por esa razón, vamos a hacer un ejercicio sobre cómo utilizarás la regulación y la reparentalización para superar los obstáculos a tus sueños.

Visualízate regulando y reparentalizando

En este ejercicio te vas a imaginar regulando tu sistema nervioso y validando a tu niño interior cuando se te dificulte trabajar para alcanzar tu sueño y te quieras dar por vencido. Tal vez el camino que tú habías trazado hacia él no funcionó y eso socavó tu confianza. O quizá últimamente no tienes ganas de seguir y necesitas impulsar tu motivación. Elige un escenario que pueda suscitarse mientras avanzas hacia tu propósito. Puede ser una cita o una entrevista de trabajo que no salieron bien o el hecho de que has estado esforzándote por un objetivo, pero sigue siendo demasiado pronto para ver los resultados.

1. Visualízate chocando contra un obstáculo. Te sientes desanimado y frustrado. Te preguntas por qué pensaste siquiera que eso iba a funcionar. Entras en una espiral y luego, en un momento de claridad, te das cuenta de que estás yendo en caída libre. Te atrapas. Respiras profundamente con una larga exhalación. Te dices a ti mismo que ha llegado la hora de regularte y reparentalizarte.

2. Visualízate gestionando tu estrés y la activación de tu sistema nervioso. Mira cómo tomas un par de respiraciones profundas con largas exhalaciones. Después, encuentras y liberas la tensión de tu cuerpo. Luego, te pones de pie y sacudes el estrés por unos segundos. Haces un par de respiraciones profundas más y te sientas para relajarte. Te pones la mano sobre el corazón y conectas con tu interior.

3. A continuación, decides calmarte y validar a la versión joven de ti que está preocupada o desanimada.

4. Te desfusionas y ves esta versión más joven como algo separado de ti. Buscas comprenderla. Le dices lo que necesita escuchar para sentirse apoyada. Por ejemplo: "Lo entiendo, estás preocupada, pero yo te protejo. Estaremos bien pase lo que pase. Estoy aquí contigo".

5. Observas a la versión joven respondiendo bien a tus cuidados. La ves relajarse y sentirse calmada y protegida.

6. Comienzas a sentir mayor confianza y presencia. Percibes la sensación de confianza, de "lo tengo bajo control". Sientes una mayor energía de tu yo entrando a tu cuerpo. Entonces, te pones de pie y emprendes la siguiente acción correcta y saludable hacia tu objetivo.

7. Cuando estés listo, abre los ojos y adáptate poco a poco a la habitación.

Espero que este ejercicio te ayude a superar los obstáculos. Practícalo con frecuencia para que regular y reparentalizar se conviertan en hábitos naturales. Con el tiempo, tu confianza para manifestar tus objetivos aumentará. Sin embargo, mientras eso ocurre, es bueno mantener los pies en la tierra para no perder de vista el equilibrio y la sensatez. A continuación, veremos qué podría pasar si confiamos demasiado.

Una pequeña advertencia sobre el exceso de confianza

Abrirte a las emociones positivas desencadenará una espiral ascendente y te ayudará a creer en las posibilidades. Quiero que aspires a ello, aunque con una advertencia. Además de animarte a soñar a lo grande, quiero pedirte que no adoptes comportamientos excesivamente arriesgados con tu economía, tu salud y tu bienestar en el proceso. Investigaciones recientes sobre personas que creen en la manifestación sugieren que ellas son más propensas a tener un exceso de confianza y correr riesgos que no son precisamente sensatos.[11] Conforme empieces a creer en las posibilidades, deberás seguir utilizando el discernimiento.

Para que no te expongas a la toma de malas decisiones y la explotación, veamos algunos casos específicos con los que debes tener cuidado cuando aumenta la confianza en tu capacidad para manifestar:

- Sistemas para hacerse rico rápidamente, inversiones arriesgadas y estafadores que exageran las afirmaciones y se aprovechan de tu recién descubierta creencia en las posibilidades.
- "Sanadores" que tratan de venderte su "cura milagrosa" y te disuaden de seguir los consejos de los médicos.
- Narcisistas a los que les encanta bombardearte de amor con halagos excesivos ("Eres mi alma gemela") y grandes promesas ("Cuidaré de ti y convertiré en realidad todos tus sueños").
- Maestros espirituales carismáticos, líderes de sectas encubiertas y *coaches* de vida sin escrúpulos que te bombardean

con halagos excesivos ("Eres especial") y grandes promesas ("Puedo enseñarte a estar iluminado o ser rico como yo") para explotarte económica o sexualmente.

No tienes por qué creer en tus posibilidades a costa de tu cartera o de tu corazón. Puedes estar abierto a nuevas oportunidades sin dejar de ser sensato y cauteloso cuando se trate de algo que parezca demasiado bueno para ser verdad. Evalúa todo lo que eso conllevo y, siempre que sea posible, elimina cualquier sensación de urgencia a la hora de tomar decisiones, para que puedas determinar con precisión lo que es bueno para ti. Al fin y al cabo, manifestar no se trata solo de lo que obtienes, sino de en quién te conviertes en el proceso. El objetivo es convertirte en alguien abierto y sabio, alguien que asuma riesgos sanos y planifique bien el futuro. Quieres considerar a tu *yo* del futuro para asegurarte el éxito y la prosperidad.

En el próximo capítulo, conocerás a tu futuro *yo* ideal y aprenderás cómo puedes empezar a materializarlo ahora.

Ideas clave

- No debes perdonar o sentir gratitud por el pasado para poder manifestar correctamente.
- Para sentirte bien, busca destellos y conviértelos en resplandores.
- Para manifestar mejor, no tienes que creer que ocurrirán cosas buenas, solo tienes que estar abierto a posibilidades, creer que podrían pasar.
- Visualiza el resultado y el proceso de superar los retos.

Capítulo 10

Encarna ahora a tu *yo* del futuro

Fortalecer tu conexión con tu *yo*
del futuro puede impulsar tu disposición
a emprender más acciones en su nombre.

HAL HERSHFIELD, *Your Future Self*

En los capítulos anteriores, hablamos sobre tu relación con tus *yo* del pasado y de que reparentalizarlos puede ayudarte a liberar bloqueos emocionales para manifestar tus sueños. Ahora veremos cómo tu vínculo con tu *yo* del futuro también puede contribuir a ello. La realidad es que la mayoría de nosotros nos imaginamos a un desconocido cuando pensamos en nuestro *yo* del futuro. Sin embargo, numerosos estudios han demostrado que cuando nos relacionamos íntimamente con él y lo procuramos, obtenemos resultados más positivos. Puede mejorar nuestra economía, nuestra forma física y nuestra salud mental.[1] Dicho de otro modo, puede ayudarnos a manifestar el futuro que deseamos.

Supongamos que tu objetivo es comer alimentos más saludables para tener más energía y estar más concentrado. Has recorrido un camino de sanación y las cosas van bien. Has estado regulando tu sistema nervioso y reparentalizando a tu niño interior. Estableces microobjetivos todos los días para estimular la sensación de triunfo y hacer cambios de una forma que se sienta segura. Todo marcha genial hasta que organizas una fiesta y al finalizar te encuentras solo en casa con sobras de tu postre favorito para una semana. Te enfrentas a una decisión: ¿encuentras la manera de deshacerte de la comida o le das unos cuantos mordiscos, aunque en el pasado tuviste muchísimos problemas para moderar tu consumo de azúcar? Piensas que puedes comer un poco hoy, porque siempre puedes regresar a la comida saludable mañana. En otras palabras, das por sentado que tu *yo* del futuro podrá enfrentarse y resistirse a los alimentos azucarados. Te imaginas que tu *yo* del futuro es un desconocido, y no alguien al que conoces bien y del que te preocupas. Decides que puede enfrentarse a las consecuencias de tus elecciones alimentarias de hoy. Acabas comiendo mucho más postre del que pretendías. Al día siguiente, renuncias a tus ensaladas y sigues comiendo sobras. Al final de la semana, te da ansiedad y vas a la tienda a comprar más postres. Comiste tanta azúcar que comienzas a experimentar fatiga y te sientes obnubilado de nuevo. Regular tu sistema nervioso y optar por alimentos saludables exige ahora más esfuerzo. Lleva tiempo, pero al final logras resetearte y volver a comer sano.

Si eres como la mayoría, seguro que has tenido recaídas como esta. Comienzas con un objetivo y luego te cuesta apegarte a él. Si tienes suerte, con algo de autocompasión, podrás recuperarte y reanudar tu plan. Pero ¿y si fuera más fácil tomar decisiones que estén en consonancia con tus propósitos? ¿Qué pasaría si te dijera que todo lo que hace falta es una imagen muy vívida de tu *yo* del futuro y empatía por él? Las investigaciones han demostrado que si tienes una relación cercana con tu *yo* del futuro y puedes recordarla cuando tomes una decisión, será más fácil eliminar la brecha entre el momento presente y el momento al que quieres llegar.[2]

Esta es la parte divertida: cuanto más pienses en tu *yo* del futuro (recuerda estar de humor para hacerlo), más posibilidades podrás crear para ti. Pensar en el futuro que deseas y hacer planes para llegar a él se denomina prospección pragmática y está correlacionada con los resultados positivos; por ejemplo, mayor productividad y satisfacción en la vida, y menores niveles de depresión y ansiedad.[3] En este capítulo, aprenderás a crear ese futuro, a hacer planes razonables para llegar a él y a dejar el espacio suficiente para permitir que el universo intervenga con algo de magia.

Para empezar, vamos a hacernos una idea de cómo quieres que sea tu *yo* del futuro.

El *yo* del futuro que deseas

Cuando estés de humor para manifestar, usa un diario y responde las siguientes preguntas para obtener una imagen vívida de tu *yo* del futuro. Incluye detalles, pero asegúrate de que tu visión esté lo suficientemente abierta para que puedas vislumbrar numerosos caminos para llegar a ella. Así reducirás la ansiedad por la supervivencia que puede aparecer cuando piensas que solo hay un camino para conseguir lo que deseas.

- ¿Cómo logra tu *yo* del futuro sentirse radiante y alegre?
- ¿Qué tipo de casa va con él?
- ¿Qué tipo de amigos tiene?
- ¿Qué ropa le gusta?
- ¿Lleva bien sus finanzas?
- ¿Cómo cuida de su salud?
- ¿Tiene mascotas?
- ¿Qué tipo de relación romántica tiene?

- ¿Tiene hijos?
- ¿Le gusta viajar? Si es así, ¿adónde va?
- ¿Qué hace para divertirse?

¿Cómo actuarías hoy si esto fuera así? ¿Puedes vestirte hoy como tu *yo* del futuro y hacer una actividad que le guste? Supongamos que tu *yo* del futuro usa ropa de diseñador, pero ahora mismo no te la puedes permitir. ¿Podrías comprar alguna cosilla en una tienda de diseñador hoy? Si es un gran cocinero, ¿podrías experimentar con una nueva receta hoy?

¿Puedes hacerte una idea de cómo se siente tu *yo* del futuro y de cómo se mueve en el mundo? Si te cuesta imaginártelo, considera que es una versión evolucionada de ti. Veamos cómo crearla.

Eres tú quien crea a tu *yo* del futuro

Tu *yo* del futuro está formado por tu visión, tus elecciones y tu crecimiento personal. Simplemente es una versión más madura de ti. Eres diferente de como eras hace diez años, ¿no es así? Lo mismo ocurre con tu *yo* del futuro. La razón por la que pueda ser difícil aceptar esto es porque nos olvidamos de que siempre seremos una obra en construcción. A esto se le llama la ilusión del final de la historia. Es la falsa creencia de que, a pesar de que en el pasado cambiaste, no vas a seguir evolucionando. La realidad es que sí lo harás. Si trabajas en la sanación regulando tu sistema nervioso, reparentalizando a tu niño interior y reconfigurando tu relación con tus objetivos, crecerás de forma positiva.

Acabarás notando algunos de los siguientes cambios:

- Te costará menos trabajo distinguir entre la incomodidad y el peligro.
- Te sentirás más seguro y serás más atrevido con tus sueños.
- Tu autoestima aumentará.
- Sentirás que mereces más.
- Dejarás de conformarte con cosas que aceptaste en el pasado.
- Tendrás más recursos, serás más creativo y no soportarás las situaciones malas.
- Te darás cuenta de que hay muchos caminos distintos para llegar a tu objetivo.
- Estarás más abierto a recibir cosas positivas en tu vida.

Para acelerar estos cambios, vamos a hacer un ejercicio para imaginar un futuro en el que encarnes más energía propia:

Aporta energía propia a tu futuro

Este ejercicio te ayudará a imaginar un futuro en el cual tu identidad ya no esté atada a las cargas del pasado. Conectarás con tu *yo* y comenzarás a ver que tu potencial es ilimitado.

1. Primero, cerciórate de si estás de humor para manifestar. Si no lo estás, regúlate o reparentalízate.
2. Relaja el cuerpo y cierra los ojos si te sientes cómodo con ello.
3. Ahora, imagina tu *yo* del futuro, pero esta vez visualízalo con más energía propia de la que tienes ahora. ¿Recuerdas las ocho cualidades del *yo*? Imagina que tu *yo* del futuro tiene:

- Más confianza
- Más curiosidad
- Más conexión
- Más calma
- Más claridad
- Más comprensión
- Más coraje
- Más creatividad

1. Sumérgete en la sensación de ser esta versión expansiva de tu *yo* del futuro. Siéntate con el placer de la calma y la concentración, sabiendo que puedes pasar fácilmente de una vieja realidad e identidad a otra nueva e ilimitada.
2. Después, imagina que este *yo* del futuro se acerca a ti. Te pide permiso para fusionarse contigo con el fin de que puedas tener más de esas cualidades hoy. Si das tu consentimiento, piensa que su energía armoniza con la tuya y te llena por completo.
3. Agradece a tu *yo* del futuro por ayudarte a vivir tu vida soñada. Imagina que te cuida y siempre ilumina un camino frente a ti para que lo sigas.

Espero que este ejercicio te ayude a sentirte preparado para pasar a un nuevo capítulo de tu vida como tu *yo* del futuro. Incluso cuando lo hagas, a veces será difícil imaginar que las nuevas posibilidades de verdad están disponibles para ti. En esos momentos es cuando pueden resultar útiles los modelos de conducta.

Usa modelos de conducta

Como te conté en la introducción, fui una refugiada política que vivió en un campo de refugiados y luego creció en el centro de la ciudad. La idea de vivir en un sitio idílico era algo impensable en mi caso. Ni siquiera podía imaginármelo hasta que lo vi con mis propios ojos. Mi mejor amiga se mudó a un lugar precioso. Durante los años siguientes, pasé muchos fines de semana en su casa. Recorríamos toda la ciudad y, al poco tiempo, sentí como si pudiera vivir allí. Después de todo, si ella podía hacerlo, ¿por qué yo no? A partir de ese momento, creí que era posible.

En psicología, esto se denomina efecto Bannister. Ver a alguien más hacer algo que pensabas que era imposible te ayuda a romper la barrera psicológica que existe entre tu objetivo y tú. El fenómeno debe su nombre a Roger Bannister, quien fue la primera persona en correr una milla en menos de cuatro minutos. Anteriormente, los corredores pensaban que esta era una hazaña imposible. Después de Bannister, la barrera psicológica se levantó y muchos corredores siguieron su ejemplo enseguida. En el siguiente ejercicio, usarás un modelo para hacer lo mismo.

Déjate inspirar por tu ejemplo a seguir

Utiliza este ejercicio de modelos de conducta siempre que te cueste creer que algo que quieres es posible (también puedes escuchar una grabación de este ejercicio en inglés en http://www. newharbinger.com/53042). Pausará tus dudas y te dará confianza para soñar en grande.

1. Piensa en tu ejemplo a seguir: alguien que esté viviendo el sueño que tú quieres y que te inspire.
2. Comienza con las técnicas de concentración y de *grounding* para que tu sistema nervioso se sienta regulado.
3. Imagina a tu ejemplo a seguir participando en la actividad o el estilo de vida que deseas. Haz que tu imagen sea más vívida añadiendo detalles como colores, olores y sonidos.
4. Ahora visualízalo extendiendo la mano hacia ti. Está sonriendo y te dice: "Te toca a ti". Te está animando y haciéndote saber que cree en ti.
5. Tomas su mano y das un paso hacia tu propia versión de la vida que sueñas.
6. Visualízate participando en la actividad o estilo de vida con detalles multisensoriales vívidos.
7. Haz esto por unos cuantos minutos hasta que sientas que así será.
8. Repítelo siempre que necesites un impulso de inspiración o valentía.

Espero que conectar con tu ejemplo a seguir te haya ayudado a sentir que la vida que deseas es posible. Abrirte a nuevas oportunidades puede ser un esfuerzo para cualquiera, pero puede ser especialmente difícil cuando tienes un pasado traumático. La autoprotección es comprensible, pero puedes utilizar el protocolo que aprendiste en capítulos anteriores para romper las barreras psicológicas. Vamos a repasarlo.

Supera tus propios límites

Si te topas con un miedo o un límite, probablemente sea algo impuesto por ti mismo, basado en tus partes protectoras. Eso está bien y es normal. No hace falta que cunda el pánico. Simplemente vuelve a las tres técnicas que has aprendido aquí: regular, reparentalizar y reconfigurar.

1. Regula tu sistema nervioso para que se sienta seguro.
2. Reparentaliza las partes de tu niño interior y hazlas sentir seguras, tranquilas y escuchadas (esto incluye la resolución de conflictos y la negociación de acuerdos entre las partes).
3. Reconfigúrate y céntrate en los objetivos solamente cuando estés de humor para manifestar.

Para superar tus límites y convertirte en tu *yo* del futuro, te puede ayudar viajar un poco en el tiempo e imaginarte distintos escenarios. Contrastar puede resultarte útil para comprometerte con el futuro que deseas y dar los pasos necesarios para llegar a él. En la próxima actividad, te enfrentarás a dos caminos distintos que puedes recorrer.

¿Qué camino tomarás?

1. Imagina que han pasado diez años desde hoy y te has comprometiste con tu visión de tu *yo* del futuro. Te has regulado, reparentalizado y reconfigurado. Te permites ser tu mejor versión. Has usado tu intuición y dado los pasos necesarios para hacer tus sueños realidad. ¿Cómo te sientes?
2. Ahora, imagina lo opuesto. Han pasado diez años desde hoy y no has trabajado en la sanación. No te permitiste ser tu mejor versión ni diste ningún paso. ¿Cómo te sientes?
3. Reflexiona sobre estos dos caminos y decide cuál quieres tomar. Si es el primero, anota los planes para que eso ocurra.

¡Cree que puedes tener lo que quieres y empieza hoy mismo! Cuanto más te comprometas con tu *yo* del futuro, más rápido se hará realidad. Concéntrate en él y tenlo presente cuando te enfrentes a una decisión relacionada con tu objetivo, como gastar con mesura o derrochar el dinero. Simplemente pregúntate lo siguiente: "¿Esta elección va en consonancia con el *yo* del futuro que deseo?". Recuerda siempre su imagen y ocúpate de él como si fuera un ser querido.

Una forma de comprometerte con tu *yo* del futuro es comenzar a actuar como si tus anhelos ya fueran una realidad en el presente. A continuación, revisaremos esta estrategia y veremos cómo puedes aplicarla.

Actúa como si ya fuera verdad

Los grandes cambios pueden ser dolorosos, porque suponen un choque para tu sistema nervioso. Sin embargo, puedes prepararlo si actúas como si la realidad que deseas ya se hubiera manifestado. A esto se le llama "actuar como si". Es una estrategia de manifestación que da la sensación emocional de que tu sueño se ha cumplido. Para intentarlo, lo único que debes hacer es actuar como si el futuro que anhelas ya hubiera llegado. Por ejemplo, si estás tratando de manifestar una casa nueva en tu lugar preferido, ve a pie o en coche hasta allí cuando estés de humor para manifestar. Imagina que es tu barrio y que estás de camino a casa.

"Actuar como si" es más que simplemente jugar a simular o a fingir; es un ensayo físico para tu sistema nervioso. Esta práctica también puede hacer que aflore cualquier resistencia que tengas; así, podrás reparentalizar la parte de ti que está preocupada por el cambio. Sabrás que hay resistencia si "actuar como si" te hace sentir desregulado. Por ejemplo, si estás tratando de manifestar una relación y actúas como si la pareja perfecta estuviera yendo a tu encuentro, puede que de repente notes que aumenta la incomodidad en tu cuerpo. Este es un buen momento para dar media vuelta y calmar a la versión más joven de ti que se siente insegura debido a las heridas de apego del pasado. Recuérdale que tú eres un adulto capaz que siempre cuidará de ella. Luego, regresa a actuar de forma intencional como si la pareja perfecta te estuviera buscando. Esta expectativa esperanzadora tendrá un doble efecto: te mantendrá alerta ante posibles parejas y lo suficientemente confiado para interactuar con ellas.

Va otro ejemplo. Si estás intentando manifestar más riqueza, no tienes que derrochar para "actuar como si". De hecho, esto podría hacerte sentir desregulado (porque disminuye tu capacidad económica) y anular el propósito de la práctica. En su lugar, podrías leer un libro de finanzas personales que te haga sentir más preparado para gestionar grandes sumas de dinero. Al aprender a hacerlo con sensatez, aumentarás tu confianza y le informarás a tu sistema nervioso y a tus partes internas que estás preparado para más. ¿Recuerdas tu sistema de activación reticular? Es la zona de tu cerebro que escanea tu entorno y se centra en lo que es importante para ti. Actuar como si pudieras gestionar más dinero lo preparará para buscar oportunidades de aumentar tu capacidad económica.

Idealmente, "actuar como si" debería generar emociones agradables, y, si no es así, al menos deberían ser expansivas. Vivir como si ya hubieras alcanzado tu sueño debería hacerte sentir bien. Si te encuentras en este estado, estás de humor para manifestar; estás reforzando las vías neuronales que conectan las emociones positivas con la posibilidad. Haz esto con la suficiente frecuencia y se convertirá en la nueva imagen de ti mismo. Empezarás a verte como tu futuro *yo*.

Si no acabas de creerte eso de que "actuar como si" realmente ayuda, considera los recientes estudios sobre la actuación. Los investigadores observaron a actores que utilizaban el método para realizar su trabajo.[4] Los escáneres cerebrales mostraron que ellos realmente se ponían en la piel de sus personajes. Sus cerebros cambiaban cuando asumían distintos papeles. La parte del cerebro responsable de su sentido habitual del *yo* se desactivaba y la responsable de la conciencia presentaba un aumento de actividad. Al actuar como otra persona, eran capaces de suprimir su identidad. Es bien sabido que, después de encarnar un personaje durante mucho tiempo, a los actores puede costarles abandonar algunos de los hábitos y rasgos que han estado representando. Esto es bueno para ti. Si actúas como la persona en la que te gustaría convertirte (tu futuro *yo* ideal), tu cerebro también puede adaptarse y transformarse.

En cuanto comiences a actuar como tu *yo* del futuro y parezca que tus sueños orbitan un poco más cerca de tu realidad, es posible que te asalte una preocupación bastante común. ¿Qué pasa si consigues lo que quieres, pero la forma en la que llega sigue siendo un *shock* para tu sistema nervioso? Aquí es cuando puede ser útil pedirle ayuda gentilmente al universo.

Pídele gentilmente al universo que te ayude

Cuando te sientes desregulado y ansioso, es posible que temas que tu logro sea fruto de la desgracia. Esto es habitual en las personas que están recuperándose de un trauma. Por ejemplo, te puede preocupar que, si pides un coche nuevo, sufras un accidente con el que tienes actualmente y quede destrozado. Este tipo de miedos remitirán a medida que trabajes en el fortalecimiento de tu seguridad interior. Por ahora, puedes pedir al universo una pequeña ayuda al terminar tus oraciones, afirmaciones o intenciones con la siguiente frase: "Esto o algo mejor, con alegría y gentileza".

Incluso puede inquietarte que conseguir algo que deseas conlleve muchas cargas inesperadas. Por ejemplo, si pides al universo que te ayude a convertirte en un músico exitoso, puede que te preocupen los inconvenientes de la fama. Si este es el caso, añade la palabra "prosperar" a tus prácticas de manifestación. Por ejemplo, puedes convertir lo siguiente en una oración, intención o afirmación: "Querido universo, ayúdame a ser un músico exitoso y a prosperar en todos los ámbitos de mi vida. Te lo agradezco".

En cuanto le hayas pedido al universo una pequeña ayuda, escucha a tu guía interior. Comprométete a considerar y seguir tu intuición, aunque aún no veas el camino completo. La guía está ahí para ayudarte a construir una vida que te guste. Al fin y al cabo, manifestar basado en tus valores y tu *yo* consiste en prosperar, no en luchar.

A medida que vayas desarrollando una mayor confianza y domines la manifestación, quizá llegues a un punto en el que permitas que el universo determine tus objetivos. Sin duda, este nivel es más como lanzarse al vacío esperando que te recojan, pero puede ser divertido una vez que estés preparado para ello. Implica preguntarle al universo, o a tu *yo*, qué quiere que hagas y luego ejecutarlo. Cuando le pregunto al universo qué quiere de mí, la respuesta que obtengo casi siempre es una sorpresa. La mayoría de las veces, cuando me regulo, estoy abierta y dispuesta a escuchar. Normalmente, seguir a mi guía interior da lugar a sincronicidades que me ayudan a mí o a las personas que me importan a prosperar. Otras veces conduce a algo aún más grande.

Por ejemplo, un día que volvía a casa en coche, sentí el extraño impulso de ir a la librería. Lo seguí pensando que el universo quería que comprara un libro. Al acercarme al lugar, me encontré con una niña que deambulaba por la mitad de la carretera. Estaba sola y ninguno de los otros choferes que pasaban a toda velocidad la había visto. Actué con rapidez y pude ayudarla antes de que la atropellaran. En cuanto llegó la policía, conduje hasta mi casa, sin haber entrado en la librería. En días como ese, me siento como una pequeña pieza de un gran rompecabezas, y me recuerda que los objetivos son más significativos cuando están conectados a algo más grande.

Tardé mucho tiempo en llegar a este punto de confiar en los objetivos del universo. Sin embargo, estoy contenta de haber encontrado ese camino. La verdad es que no quiero usar mi fuerza de voluntad para tratar de controlarlo todo. Es agotador. Además, resulta que dejar ir el control no es lo mismo que perder algo o sacrificar lo que quieres. Más bien, consiste en sumergirse en el *yo* eterno e inmóvil que siempre ha estado ahí y permitir que te guíe hacia algo mejor y más elevado, creyendo en que es así. Rendirse es agradable, pero solo cuando estás listo y se da libremente.

Así que tómate todo el tiempo que necesites para que las prácticas de este libro se conviertan en hábitos. Crecerás y comenzarás a confiar en que puedes abrirte a las posibilidades de la vida.

Piensa en crecer cuando pienses en manifestar

Cuando empezaste a leer este libro, quizá creías que no eras un buen manifestador. Tal vez fuera porque tuviste problemas en el pasado o porque las estrategias que habías aprendido hasta ahora no reconocían el verdadero impacto de los traumas. Espero que estés comenzando a darte cuenta de que no eres un "mal manifestador" en absoluto. Más bien, si aplicas lo aprendido, tu capacidad para hacerlo correctamente crecerá. Asimismo, espero que puedas darte cuenta de que una mentalidad fija (es decir, creer que tus rasgos personales son invariables) no es una descripción exacta de tus habilidades para esta práctica.[5] Una mentalidad de crecimiento significa creer que puedes mejorar, que puedes crecer y desarrollarte.[6] Dale la oportunidad a tu cerebro para que se reconfigure y date tiempo para transformarte en la versión de ti mismo que has estado imaginando.

Incluso aunque no hayas cumplido todos tus objetivos aún, reconoce el porcentaje que ya llevas avanzado, el esfuerzo que mostraste con valentía, los retos que superaste y la transformación que has logrado como resultado. Trátate con comprensión conforme vayas trabajando hacia tus sueños. Que todavía no los hayas alcanzado no significa que estés fracasando. Estás haciendo cambios saludables y aprendiendo a dejar ir lo que te ha estado deteniendo para poder sentirte más vital y presente. Te estás abriendo a nuevas posibilidades y estás más listo que nunca para recibirlas.

Seguirá habiendo retos, días en los que las cosas no salgan como esperabas y momentos en los que te sientas fracasado; después de todo, la vida sigue siendo vida. No te pierdas en la grandeza de tus visiones del futuro. Céntrate en lo que puedes hacer hoy y en cómo puedes crecer a partir de las experiencias. Reconoce los sentimientos de decepción y frustración y luego retrocede lo suficiente para poder presenciarlos sin juzgarlos. En lugar de luchar con lo que está ocurriendo, sé amable contigo mismo. Cuando la realidad no esté a la altura de tus expectativas, habrá muchas posibilidades de que lo perfecto para ti esté a la vuelta de la esquina. Demasiada gente se rinde justo antes de que llegue su gran manifestación. ¡No permitas que ese sea tu caso!

Sé paciente contigo mismo y empezarás a parecerte cada vez más a un manifestador autosanador. Reconocer cuándo estás persiguiendo un objetivo basado en heridas debido a necesidades emocionales insatisfechas te resultará más fácil. Identificar y comprometerte con propósitos basados en valores que estén alineados con tu *yo* acabará por hacerte sentir bien. Se desarrollará tu capacidad para regular tu sistema nervioso. El hábito de dar media vuelta para regularte en lugar de centrarte excesivamente en los demás también se volverá natural con el tiempo. Buscar destellos y experimentar resplandores se hará más sencillo con la práctica. Concentrarte en tus sueños cuando estés de humor para manifestar se convertirá en la norma. Pasar a la acción y alcanzarlos será algo factible. Mantenerte humilde y con los pies en la tierra cuando tengas éxito será más fácil porque sabrás cómo volver al *yo* cada vez que te desvíes. En poco tiempo, la cura transformará tu vida de supervivencia a una de prosperidad.

Tu futuro prometedor

Manifestar es mucho más que una forma de conseguir lo que quieres. Es un camino para empoderarte. A medida que aprendas a manifestar, la imagen que tienes de ti mismo y de lo que creías que era posible para ti cambiará. Empezarás a creer en ti y a generar más opciones y oportunidades en tu vida. Experimentarás una nueva sensación de seguridad y expansión internas y querrás que los lugares donde vives, el trabajo que tienes, los objetos que compras y las relaciones que te rodean reflejen tus valores más elevados. Regular, reparentalizar y reconfigurar será más fácil porque disfrutarás creando cosas que te sirvan.

Gracias a la sanación, tendrás el poder de dejar ir las historias pasadas, porque reparentalizarás con cariño a las versiones más jóvenes de ti que experimentaron heridas tiempo atrás. Cuando cambies tu relación con tu *yo* más joven, se abrirán nuevas posibilidades para tu *yo* del futuro. Tu vida estará lista para una nueva historia, una que abrace las posibilidades y exprese tu *yo* superior.

Después de todo lo que has pasado, este es mi deseo para ti. Suavízate gradualmente, con amabilidad, y te encontrarás manifestando un futuro lleno de amor, alegría y abundancia. Con cada paso que des, estarás reconfigurando tu cerebro para pasar de la hipervigilancia a la esperanza, convirtiendo tu dolor en posibilidad y tus sueños en realidad.

Agradecimientos

Me siento profundamente agradecida con mis clientes, los participantes de mis talleres y los lectores de mi blog. Fueron mis maestros a la hora de escribir esta guía, la cual honra la sanación como parte del viaje de manifestación.

Al extraordinario equipo de New Harbinger Publications, gracias. Estoy muy agradecida con la editora de adquisiciones, Georgia Kolias, por creer con entusiasmo en la idea de este libro. Tu fe inquebrantable ayudó a que cobrara vida. Jennifer Holder fue una editora de desarrollo de ensueño. Aprendí muchísimo de tus comentarios perspicaces y de tu gran experiencia. Asimismo, agradezco a la revisora, Gretel Hakanson; tu apoyo y tu atención al detalle hicieron que concluir el libro fuera un verdadero placer.

A mis admirables colegas, Allison Dorlen Pastor, Abigail Hamilton y Kristin Jaski, aprecio su aliento y su amistad. Siempre estuvieron ahí apoyándome con una palabra amable o unas buenas risas. A mi colega Linda Gresack, gracias por ser mi sabia tabla de salvación durante el proceso de escritura. Tus comentarios sobre los traumas y la espiritualidad siempre fueron oportunos.

A mis excelentes ayudantes de investigación del blog y del libro, Ana Altchek y Misha Meyer, gracias. Me recuerdan lo divertido que es intercambiar historias de manifestación y lo importante que es incluir la psicología en la conversación sobre esta práctica.

Por último, estoy eternamente agradecida con mi familia. A mi esposo, Damon, gracias por ser el mejor compañero y ayudarme a alcanzar mis metas. Sin tu apoyo, escribir habría sido un sueño aplazado. A mis hijos, que me aportan muchísima alegría y me recuerdan la importancia de estar presente por encima de todas las cosas.

Notas finales

Introducción

1 Vincent J. Felitti, "The Relation Between Adverse Childhood Experiences and Adult Health: Turning Gold into Lead", *Permanente Journal* 6 (2002): 44-47.

2 Arielle Schwartz, *The Complex PTSD Treatment Manual: An Integrative, Mind-Body Approach to Trauma Recovery* (Eau Claire: PESI Publishing, 2021).

3 Schwartz, *The Complex PTSD Treatment Manual*.

4 Janina Fisher, *Transforming the Living Legacy of Trauma: A Workbook for Survivors and Therapists* (Eau Claire, WI: PESI Publishing, 2021). [*Transformación del legado vivo del trauma: libro de trabajo para supervivientes y terapeutas* (Barcelona: Editorial Eleftheria, 2023)].

5 Fisher, *Transforming the Living Legacy of Trauma*.

6 Bessel van der Kolk, *The Body Keeps the Score: Brain, Mind, and Body in the Healing of Trauma* (Nueva York: Penguin Books, 2014). [*El cuerpo lleva la cuenta: cerebro, mente y cuerpo en la superación del trauma* (Barcelona: Editorial Eleftheria, 2020)].

7 Van der Kolk, *The Body Keeps the Score*, 110.

8 Van der Kolk, *The Body Keeps the Score*, 110.

Capítulo 1

1 Whitney Goodman, *Toxic Positivity: Keeping It Real in a World Obsessed with Being Happy* (Nueva York: TarcherPerigee, 2022).

[*Positividad tóxica: felicidad real en un mundo obsesionado con las #goodvibes* (México: Diana Editorial, 2023)].

2   Lucy McGuirk, Peter Kuppens, Rosemary Kingston y Brock Bastion, "Does a Culture of Happiness Increase Rumination Over Failure?" *Emotion* 18 (2018): 755-764.

3   Steven C. Hayes, *A Liberated Mind: How to Pivot Toward What Matters* (Nueva York: Avery, 2019). [*Una mente liberada: la guía esencial de la Terapia de Aceptación y Compromiso* (Barcelona: Paidós, 2020)].

4   Amanda Venta, Carla Sharp y John Hart, "The Relation Between Anxiety Disorder and Experiential Avoidance in Inpatient Adolescents", *Psychological Assessment* 24 (2012): 240-248.

5   William Mellick, Salome Vanwoerden y Carla Sharp, "Experiential Avoidance in the Vulnerability to Depression Among Adolescent Females", *Journal of Affective Disorders* 208 (2017): 497-502.

6   Ryan C. Shorey, Michael J. Gawrysiak, Joanna Elmquist, Meagan Brem y Gregory L. Stuart, "Experiential Avoidance, Distress Tolerance, and Substance Use Cravings Among Adults in Residential Treatment for Substance Use Disorders", *Journal of Addictive Disorders* 36 (2017): 151-157.

7   Ai Xiong, Xiong Lai, Siliang Wu, Xin Yuan, Jun Tang, Jinyuan Chen, Yang Liu y Maorong Hu, "Relationship Between Cognitive Fusion, Experiential Avoidance, and Obsessive-Compulsive Symptoms in Patients with Obsessive-Compulsive Disorder", *Frontiers in Psychology* 12 (2021).

8   Holly K. Orcutt, Anthony N. Reffi y Robyn A. Ellis, "Experiential Avoidance and PTSD", *Emotion in Posttraumatic Stress Disorder: Etiology, Assessment, Neurobiology, and Treatment*, eds. Mathew T. Tull y Nathan A. Kimbrel (Cambridge, Mass.: Elsevier Academic Press, 2020), 409-436.

9   Jordi Quoidbach, June Gruber, Moïra Mikolajczak, Alexsandr Kogan, Ilios Kotsou y Michael I. Norton, "Emodiversity and the Emotional Ecosystem", *Journal of Experimental Psychology: General* 143 (2014): 2057-2066.

10   Lisa Feldman Barrett, *How Emotions Are Made: The Secret Life of the Brain* (Nueva York: Mariner Books, 2017). [*La vida secreta del cerebro: cómo se construyen las emociones* (Barcelona: Paidós, 2018)].

Capítulo 2

1   Jennifer Breheny Wallace, *Never Enough: When Achievement Culture Becomes Toxic—And What We Can Do About It* (Nueva York: Portfolio/Penguin, 2023).

2   Judith Orloff, *The Power of Surrender: Let Go and Energize Your Relationships, Success, and Well-Being* (Nueva York: Harmony Books, 2014), xvii. [*El éxtasis de fluir* (Barcelona: Ediciones Obelisco, 2016)].

3   Shakti Gawain, *Creative Visualization: Use the Power of Your Imagination to Create What You Want in Your Life* (Novato: New World Library, 2002), 28. [*Visualización creativa: cómo usar la imaginación para producir cambios positivos* (Novato: New World Library, 1995)].

Capítulo 3

1   Stephen W. Porges, *The Pocket Guide to the Polyvagal Theory: The Transformative Power of Feeling Safe* (Nueva York: Norton, 2017). [*Guía de bolsillo de la teoría polivagal: el poder transformador de sentirse seguro* (Barcelona: Eleftheria, 2018)].

2   Kristin Neff y Christopher Germer, *The Mindful Self-Compassion Workbook: A Proven Way to Accept Yourself, Build Inner Strength, and Thrive* (Nueva York: Guilford Press, 2018).

3 Teruhisa Komori, "The Relaxation Effect of Prolonged Expiratory Breathing", *Mental Illness* 10 (2018): 6-7.

4 Deb Dana, *Polyvagal Theory in Therapy: Engaging the Rhythm of Regulation* (Nueva York: Norton, 2018), 6.

5 Ruth Curtis, AnnaMarie Groarke, Jennifer McSharry y Michael Kerin, "Experience of Breast Cancer: Burden, Benefit, or Both?" *Cancer Nursing* 37 (2014): E21-E30.

Capítulo 4

1 Peter Levine, *In an Unspoken Voice: How the Body Releases Trauma and Restores Goodness* (Berkeley: North Atlantic Books, 2010).

2 Daniel J. Siegel, *The Developing Mind: How Relationships and the Brain Interact to Shape Who We Are* (Nueva York: Guilford Press, 1999).

3 Levine, *In an Unspoken Voice*.

4 Levine, *In an Unspoken Voice*.

5 Ejercicio adaptado de "Step 3. Pendulation and Containment: The Innate Power of Rhythm", de *In an Unspoken Voice: How the Body Releases Trauma and Restores Goodness* de Peter A. Levine, publicado por North Atlantic Books. Copyright © 2010 por Peter A. Levine. Usado con permiso del editor.

6 Jill Bolte Taylor, *My Stroke of Insight: A Brain Scientist's Personal Journey* (Nueva York: Viking, 2008).

7 Willoughby B. Britton, Jared R. Lindahl, David J. Cooper, Nicholas K. Canby y Roman Palitsky. "Defining and Measuring Meditation-Related Adverse Effects in Mindfulness-Based Programs", *Clinical Psychology Science* 18 (2021): 1185–1204.

8 Cheetah House, "Symptoms", https://cheetahhouse.org/symptoms.

9   Peter Levine, *Waking the Tiger: Healing Trauma* (Berkeley: North Atlantic Books, 1997); Peter Payne, Peter A. Levine y Mardi A. Crane-Godreau, "Somatic Experiencing: Using Interoception and Proprioception as Core Elements of Trauma Therapy", *Frontiers in Psychology* 6 (2015): 93; Elizabeth A. Stanley, *Widen the Window: Training Your Brain and Body to Thrive During Stress and Recover from Trauma* (Nueva York: Avery, 2019).

10   Eric Gentry, *Forward-Facing Trauma Therapy: Healing the Moral Wound* (Parker, co: Outskirts Press, 2022).

11   Marie Kondo, *The Life-Changing Magic of Tidying Up: The Japanese Art of Decluttering and Organizing* (Berkeley: Ten Speed Press, 2014).

Capítulo 5

1   Richard Schwartz, *You Are the One You've Been Waiting For: Applying Internal Family Systems to Intimate Relationships* (Boulder: Sounds True, 2023).

2   Daniel J. Siegel, *Brainstorm: The Power and Purpose of the Teenage Brain* (Nueva York: Tarcher/Penguin, 2013).

3   Amir Levine y Rachel S. F. Heller, *Attached: The New Science of Adult Attachment and How It Can Help You Find—and Keep—Love* (Nueva York: TarcherPerigee, 2010).

4   Siegel, *Brainstorm*, 163.

5   Richard C. Schwartz, *No Bad Parts: Healing Trauma and Restoring Wholeness with the Internal Family Systems Model* (Bounder: Sounds True, 2021), 130.

6   Lee A. Kirkpatrick y Phillip R. Shaver, "An Attachment-Theoretical Approach to Romantic Love and Religious Belief", *Personality and Social Psychology Bulletin* 18 (1992): 266-275.

7   Lee A. Kirkpatrick, "Attachment and Religious Representations and Behavior" en *Handbook of Attachment: Theory, Research, and Clinical Applications*, eds. Jude Cassidy y Phillip R. Shaver (Nueva York: Guilford Press, 1999), 803-822.

8   Eric D. Role y Julie J. Exline, "Personality, Spirituality, and Religion" en *The Oxford Handbook of Psychology and Spirituality*, ed. Lisa J. Miller (Nueva York: Oxford University Press, 2012), 85-103.

9   Pehr Granqvist y Berit Hagekull, "Seeking Security in the New Age: On Attachment and Emotional Compensation", *Journal for the Scientific Study of Religion* 40 (2001): 527-545.

10 Dacher Keltner, *Awe: The New Science of Everyday Wonder and How It Can Transform Your Life* (Nueva York: Penguin Press, 2023), 7.

11 Zaya Benazzo y Maurizio Benazzo, dirs., *The Wisdom of Trauma* (Sebastopol, CA: Science and Nonduality, 2021).

Capítulo 6

1   Eckhart Tolle, "Conscious Manifestation", curso en línea (Eckhart Teachings Inc., 2020).

2   Schwartz, *No Bad Parts*, 130.

3   Schwartz, *No Bad Parts*, 130.

Capítulo 7

1   Jay Earley, *Resolving Inner Conflict: Working Through Polarization Using Internal Family Systems Therapy* (Larkspur, CA: Pattern System Books, 2012)

Capítulo 8

1   Brenda S. Cole y Kenneth I. Pargament, "Spiritual Surrender: A Paradoxical Path to Control" en *Integrating Spirituality into Treatment*:

Resources for Practitioners, ed. William R. Miller (Washington, D.C.: American Psychological Association, 1999), 179-198.

2   Cole y Pargament, "Spiritual Surrender".

3   Cole y Pargament, "Spiritual Surrender".

4   Cole y Pargament, "Spiritual Surrender".

5   Lisa Miller, *The Awakened Brain: The New Science of Spirituality and Our Quest for an Inspired Life* (Nueva York: Random House, 2021).

6   Tolle, "Conscious Manifestation", curso en línea.

Capítulo 9

1   Deb Dana, *Polyvagal Exercises for Safety and Connection: 50 Client-Centered Practices* (Nueva York: Norton, 2020).

2   Ejercicio adaptado de *Polyvagal Exercises for Safety and Connection: 50 Client-Centered Practices* por Deb Dana. Copyright © 2020 por Deborah A. Dana. Usado con el permiso de W. W. Norton & Company, Inc.

3   Dana, *Polyvagal Exercises for Safety and Connection*.

4   Rick Hanson, *Hardwiring Happiness: The New Brain Science of Contentment, Calm, and Confidence* (Nueva York: Harmony Books, 2013).

5   Hyunju Jo, Chorong Song y Yoshifumi Miyazaki, "Physiological Benefits of Viewing Nature: A Systemic Review of Indoor Experiments", *International Journal of Environmental Research and Public Health* 16 (2019): 4739; Phoebe R. Bentley, Jessica C. Fisher, Martin Dallimer, Robert D. Fish, Gail E. Austen, Katherine N. Irvine y Zoe G. Davies, "Nature, Smells, and Human Wellbeing", *Ambio* 52 (2023): 1-14.

6   Megan E. Speer y Mauricio R. Delgado, "Reminiscing About Positive Memories Buffers Acute Stress Responses", *Nature Human Behaviour* 1 (2017): 0093.

7   Rollin McCraty, Mike Atkinson, Dana Tomasino y Raymond Trevor Bradley, "The Coherent Heart: Heart-Brain Interactions, Psychophysiological Coherence, and the Emergence of System-Wide Order", *Integral Review: A Transdisciplinary and Transcultural Journal for New Thought, Research, and Praxis* 5 (2009): 13-114.

8   Joe Dispenza, *Becoming Supernatural: How Common People Are Doing the Uncommon* (Carlsbad: Hay House, 2017).

9   Heather Barry Kappes y Gabriele Oettingen, "Positive Fantasies About Idealized Futures Sap Energy", *Journal of Experimental Social Psychology* 47 (2011): 719-729.

10 Andreas Kappes, Henrik Singmann y Gabriele Oettingen, "Mental Contrasting Instigates Goal Pursuit by Linking Obstacles of Reality with Instrumental Behavior", *Journal of Experimental Social Psychology* 48 (2012): 811-818.

11 Lucas J. Dixon, Mathew J. Hornsey y Nicole Hartley, "The Secret to Success? The Psychology of Belief in Manifestation", *Personality and Social Psychology Bulletin* 0 (2023).

Capítulo 10

1   Hal Hershfield, *Your Future Self: How to Make Tomorrow Better Today* (Nueva York: Little, Brown Spark, 2023).

2   Hershfield, *Your Future Self*.

3   Austin D. Eubanks, Andrew Reece, Alex Liebscher, Ayelet Meron Ruscio, Roy F. Baumeister y Martin Seligman, "Pragmatic Prospection is Linked with Positive Life and Workplace Outcomes", *The Journal of Positive Psychology* (2023).

4   Dwaynica A. Greaves, Paola Pinti, Sara Din, Robert Hickson, Ming-yi Diao, Charlotte Lange, Priyasha Khurana, Kelly Hunter, Ilias Tachtsidis y Antonia F. de C. Hamilton, "Exploring Theater Neuroscience: Using Wearable Functional Near-Infrared Spectroscopy to Measure the Sense of Self and Interpersonal Coordination in Professional Actors", *Journal of Cognitive Neuroscience* 34 (2022): 2215-2236.

5   Carol S. Dweck, *Mindset: The New Psychology of Success* (New York: Random House, 2007).

6   Dweck, *Mindset*.

La doctora Anna Kress es una psicóloga clínica graduada en la Universidad de Princeton. Cuenta con más de veinte años de experiencia ayudando a personas a curar heridas del pasado y a manifestar la vida que siempre han querido. Su obra se ha presentado en distintos medios conocidos y su consultorio privado se encuentra en Princeton, Nueva Jersey. Si deseas más información, puedes acceder a www.drannakress.com.